宫颈病变诊治
掌中宝

主编　李克敏
编者　李克敏　廖秦平
　　　赵　健　董　颖

北京大学医学出版社

图书在版编目（CIP）数据

宫颈病变诊治掌中宝/李克敏 主编．—北京：北京大学医学出版社，2005.6
ISBN 978—7—81071—803—5

Ⅰ．宫… Ⅱ．李… Ⅲ．子宫颈疾病：癌—诊疗 Ⅳ．R737.33

中国版本图书馆CIP数据核字（2005）第026453号

宫颈病变诊治掌中宝

主　　编：李克敏
出版发行：北京大学医学出版社（电话：010—82802230）
地　　址：(100191)北京市海淀区学院路38号北京大学医学部院内
网　　址：http://www.pumpress.com.cn
E－mail：booksale@bjmu.edu.cn
印　　刷：北京圣彩虹制版印刷技术有限公司
经　　销：新华书店
责任编辑：赵曼　**责任校对**：焦娴
责任印制：郭桂兰
开　　本：850mm×1168mm　1/60　**印张**：2　**字数**：55千字
版　　次：2005年6月第1版　2011年8月第3次印刷　**印数**：11001—13000册
书　　号：ISBN 978—7—81071—803—5
定　　价：15.00元

前　言

子宫颈癌是妇女最常见的恶性肿瘤之一，而且近年发病有上升和年轻化的趋势，所以对于宫颈癌及癌前病变的病因研究、早期诊断和治疗成为世界各国学者研究的热点，并且在这些方面已有很多进展。但是该领域的许多新知识、新观念、新技术、新疗法还未被广大临床医师所认识和应用，特别是在诊断和治疗方面还存在滞后或不规范现象。为了普及和交流该范畴的信息，为了利用最新的理论和技术早期诊断、早期治疗宫颈癌前病变，为了把宫颈癌扼杀在癌前阶段、最终有望消灭宫颈癌，我们出版这本《宫颈病变诊治掌中宝》。本书特点为知识新颖、简明实用、可操作性强、便于随身携带和翻阅。希望本书能对本科医学生、临床妇产科医师、进修医师等的学习和应用有所帮助。不足之处望同道们指正。

目　录

一、宫颈上皮内瘤变（cervical intraepithelial neoplasia，CIN）及宫颈癌（cervical carcinoma，CC）流行病学

（一）发病率

◇ 全世界每年新发病例 50 万左右，我国有 13.15 万，占世界新发病总数的 28.8%。

◇ 据统计近年宫颈癌发病有上升趋势，每年增加 2%～3%。

◇ 近年宫颈癌发病年轻化：

* 2001 年 FIGO 报道：20 世纪 50 年代宫颈癌患者平均年龄 60 岁，90 年代末提前为 50 岁。

* 华西医大和北大医院统计：60 年代住院手术的宫颈癌患者平均 55 岁，90 年代为 42 岁。

* 澳洲报道：<35 岁的宫颈癌患者 60 到 80 年代上升>50%。

* 中科院肿瘤医院报道：<35 岁的宫颈癌患者 70 年代占 1.2%，80 年代占 1.4%，90 年代上升为 9.9%。

◇ 据美国统计 CIN 的发病率约为 3.8%，其中 LSIL 2.5% ～ 2.9%，HSIL

0.5%～0.8%，CC < 0.1%～0.3%。

◇ 2001年我国山西的流行病学调查显示：LSIL 6.3%，HSIL 2.4%，CC 0.6%。

I II III IV◇ 按多数报道CIN和CC的比例推算，我国每年至少约有560余万CIN患者有待诊治。

◇ 北大医院近10年诊治的CIN逐年上升（见图1），40岁以下的CIN患者占60%（见图2）。近10年住院手术的宫颈癌患者中<35岁者占21.7%。

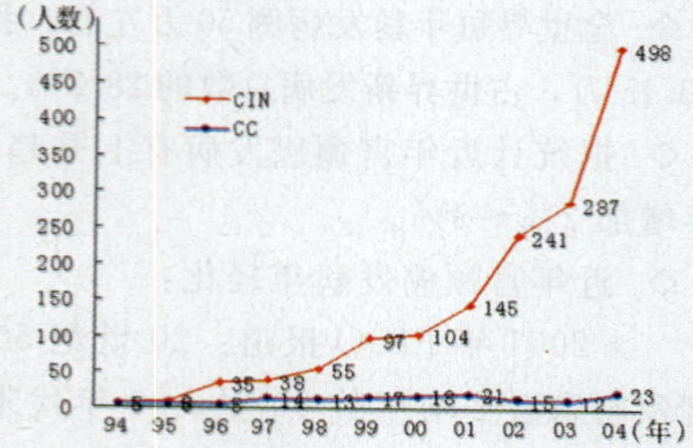

图1 北大医院CIN及CC检出情况

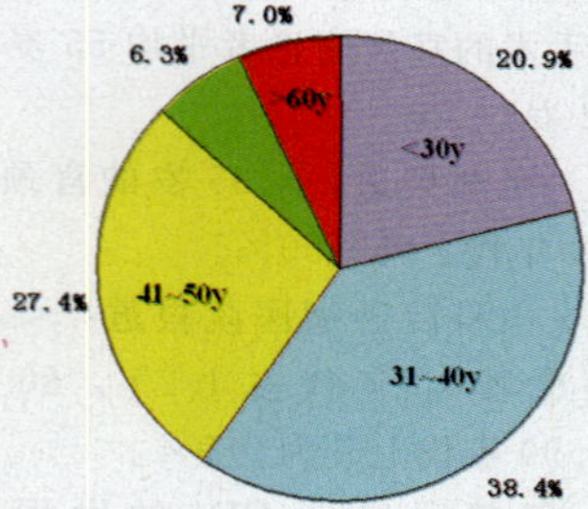

图2 宫颈癌前病变年龄分布

（二）病因学研究进展

1. 危险因素

第一类：行为危险因素

◇ 性行为：与初次性交年龄低密切相关。国内报道：初婚<18 岁比>25 岁者患病率高 13.3 倍。可能因为年轻女孩的宫颈上皮细胞不够成熟，对致癌因素敏感。另外多个性伴、长期非屏障法避孕均易患 CIN。

◇ 性伴性行为：丈夫多个性伴、性伴的性伴患有性传播性疾病（STD）或 CIN 者。

◇ 月经及分娩：经期、产褥期卫生不良、多产>3 胎者。

◇ 吸烟：危险高 2 倍，与宫颈尼古丁含量高、免疫力下降有关。

◇ 口服避孕药：8 年以上者危险高 2.2 倍（主要为腺癌）。口服避孕药者可能性活动更加频繁，而且摒弃屏障避孕；HRT 长期使用危险增加，RR＝1.5/年。

◇ 免疫过度：如肾移植的妇女。

◇ 有生殖道肿瘤史者。

◇ 社会经济状况低下及不良工作环境。

第二类：生物学因素

◇ 人乳头状瘤病毒（human papilloma virus，HPV）感染是宫颈癌的主要因素：一些研究报道宫颈癌标本中的 99.8%～100%、CINⅡ-Ⅲ的 55%～97%、CINⅠ的 30%～61.4%已找到 HPV。HPV 高危组的

16、18 型最危险，RR 为 100。HPV 高危型持续感染大于一年者，即可发生 CIN 以至发展癌变，几率为 2%～3%。

◇ 感染疱疹病毒Ⅱ型（HSV－2）或其他 STD。

第三类：遗传易感性

仅有少量研究表明可能存在着家族聚集现象。

2. 关于 HPV 感染的研究

◇ HPV 感染（HPVⅠ）是一种通过性生活传播的疾病。全世界妇女每年有 10%～15%的新发病。感染率高低取决于人群的年龄和性行为习惯，年轻的性活跃妇女感染率最高。

◇ 75%～80%的妇女一生中有可能感染 HPV，多数为一过性，8～12 个月可转阴。大约 5%～10%的 35 岁以上妇女有持续感染。妇女可反复感染，也可同时感染几种不同 HPV 亚型。

◇ HPVⅠ的其他危险因素包括口服避孕药、怀孕、免疫功能损害、个别有精神心理问题。

◇ HPVⅠ使宫颈癌的相对危险性增加 250 倍。HPV 感染能否进展到 CIN 和癌变，取决于病毒因素（HPV 的型别，HPV 的 DNA 含量水平和 HPV 首次感染的时间）、宿主因素（免疫功能，妊娠，激素和营养状况等）和环境协同因素（宫颈癌的行为危险因素）等。

◇ 目前确定的 HPV 型别约 100 余种，依据 HPV 与宫颈癌发生的危险性分为低危型 HPV（如 6、11、42、43、44 型等）和高危型 HPV（如 16、18、31、33、35、39、45、51、52、56、58、59、68 型等）。

◇ 低危型 HPV 常引起外生殖器湿疣等良性病变，包括 CINⅠ，高危型 HPV 与宫颈癌及 CINⅡ、CINⅢ相关；70％的宫颈癌与 HPV16 型、18 型有关，而且世界范围内感染率最高，无明显地区差异。HPV52、58 型在中国妇女中检出率较高。高危 HPVⅠ者的 10％ 4 年内发展为 CINⅢ。

◇ HPV 致癌的机理模式图：

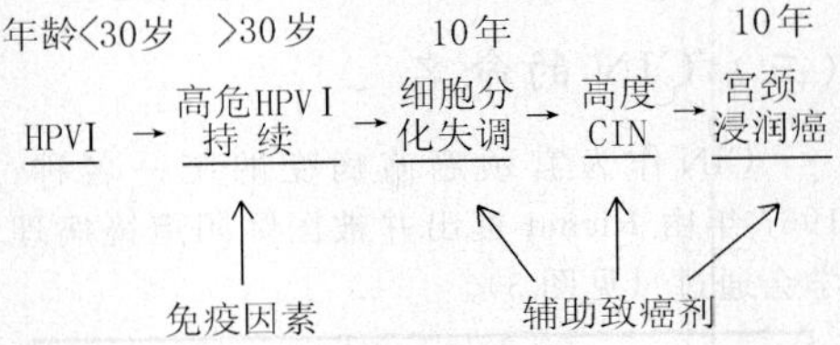

◇ HPVⅠ的转归：

有报道低危型 HPVⅠ：细胞低度病变者半年消退率为 68％，重度病变者半年消退率为 53％；高危型 HPVⅠ：细胞低度病变者 17 个月消退率为 37％，重度病变者 60 个月消退率仅 12％。HPVⅠ消退平均先于细胞学逆转 3 个月。

◇ HPV 检测在异常细胞学分层处理中的作用：

ASCUS 中高危 HPV 总阳性率为 31.3%，对诊断 CINⅡ/Ⅲ的敏感性为 93.3%，特异性为 73.9%。LSIL 中高危 HPV 阳性者 22.7%为 CINⅡ/Ⅲ，高危 HPV 阴性者仅 1%为 CINⅡ/Ⅲ。故高危 HPV 检测可用于 ASCUS 和 LGSIL 的分层处理。

◇ HPVⅠ的治疗尚无良法，现今策略为治病一治疗 CIN，即治毒一治疗 HPV。

◇ 预防：提高全身免疫力：保持乐观，加强锻炼，激活全身免疫功能，采取工具避孕。

◇ 预防和治疗性 HPV 疫苗是近年研究的热点。预防性疫苗主要通过分子生物学方法获得；治疗性疫苗通过细胞免疫方法制备。均已进入临床实验，有望 3～5 年最终上市。

（三）CIN 的命名

CIN 作为宫颈癌前病变的统一名称，1967 年由 Richat 提出并被国际阴道镜病理学会通过（见图 3）。

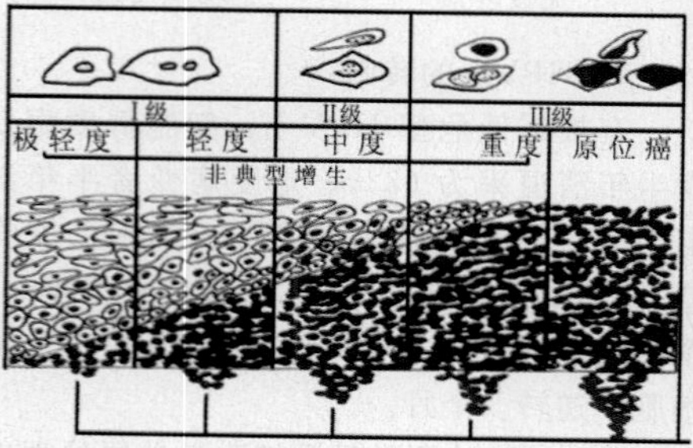

图 3　宫颈上皮内瘤变示意图

CIN——代替非典型增生和原位癌。

CIN Ⅰ——代替轻度非典型增生。

CIN Ⅱ——代替中度非典型增生。

CIN Ⅲ——代替重度非典型增生和原位癌。

二、宫颈上皮组织病理基础

为更好理解宫颈的阴道镜图像，首先了解宫颈结构、组织学及病理形态特点。

（一）宫颈上皮组织学（organization of cervix）

宫颈阴道部被覆非角化的鳞状上皮，宫颈管被覆单层柱状上皮。

1. 鳞状上皮（squamous epithelium）

◇ 被覆宫颈阴道部的复层鳞状上皮，约 20 层细胞，分为基底带、中间带和浅带。

◇ 基底带：又称生发层，能不断产生新的上皮细胞。这层细胞直接与基底膜接触，为一排低柱状细胞。

◇ 中间带：又称棘层，细胞体积增大，呈多边形或梭形，细胞间出现间桥，胞浆多而淡染，含糖原，核相对小。

◇ 浅带：处于最表面的细胞层，分化最成熟。细胞扁平，核浓缩，胞浆嗜酸性。

2. 柱状上皮（cervical columnar epi-

thelium)

◇ 宫颈管被覆单层分泌粘液的高柱状上皮，少数细胞有纤毛。

◇ 表面上皮向间质内凹陷，反复分枝形成复杂的管道，即宫颈腺体。

◇ 在柱状上皮与基底膜之间有散在的储备细胞，一般情况下不明显，增生时表现为1～2层立方形细胞，大小一致。

3. 移行带（转化带，transformation zone，TZ）（见图4）

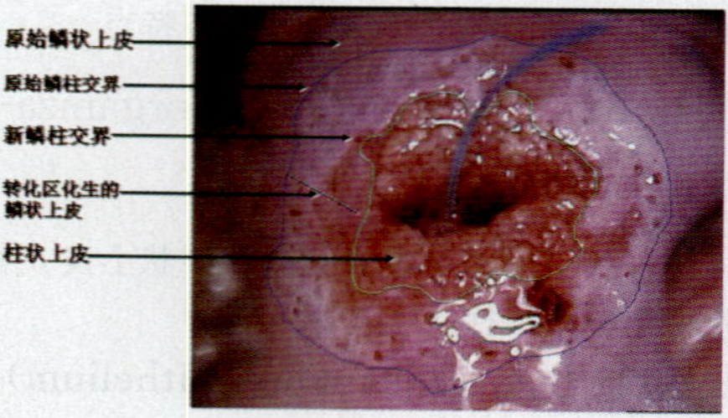

图4　宫颈上皮及转化区

◇ 移行带为原始鳞柱交界与新鳞柱交界之间的区域。为宫颈癌好发部位，阴道镜检查的靶区。

◇ 原始鳞柱交界（original squamous columnar junction，OSCJ）：为宫颈阴道被覆的原始鳞状上皮与柱状上皮的交界，界限清楚。该交界在胚胎20周即形成。

◇ 新鳞柱交界（new squamous columnar junction，NSCJ）：为由柱状上皮化生来

的鳞状上皮与柱状上皮的交界。

◇ 新鳞柱交界的位置随年龄、性激素水平等（随化生上皮向内外迁延）会向宫颈口内外推移。

4. 化生上皮（metaplasia epithelium）

◇ 由原始鳞柱上皮交界处的柱状上皮逐渐转化成的鳞状上皮。分为成熟和不成熟化生上皮。

◇ 化生的过程为：宫颈的柱状上皮与基底膜之间有一种储备细胞，由于某种原因的激发，发生转化及分裂，形成复层未分化的上皮，覆盖在柱状上皮乳突的顶部及乳突之间，以后逐渐化生为鳞状上皮（见图 5，6）。

◇ 成熟化生上皮（mature metaplasia epithelium）：或完全鳞化上皮，鳞状细胞分化成熟，层次分明，表面的柱状上皮已不存在。多发生于宫颈表面的柱状上皮。

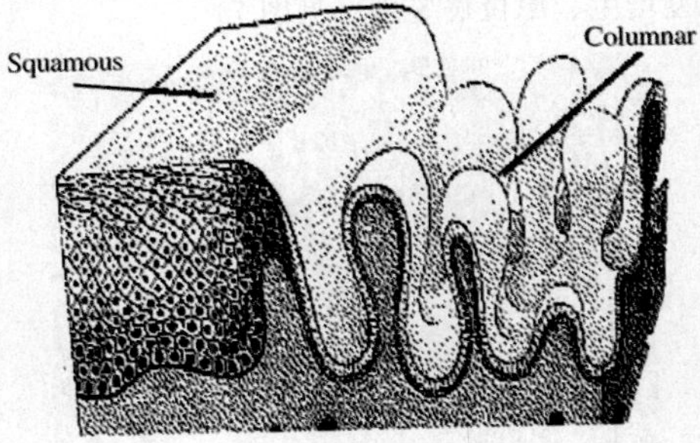

图 5　移行带——柱状上皮向鳞状上皮化生示意图

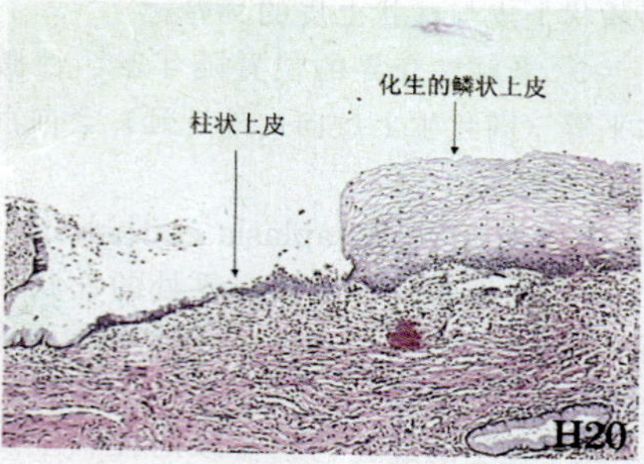

图 6 移行带——柱状上皮向鳞状上皮化生

◇ 不成熟化生上皮（immature metaplasia epithelium）：或不完全鳞化上皮，在化生早期未成熟时，其柱状上皮下有鳞样细胞增生，细胞多层，胞浆少，密度较大，分层不明显，在表面还全部或部分保留柱状上皮。当分化与极性不明显时，须注意与非典型增生、原位癌鉴别（见图 7）。

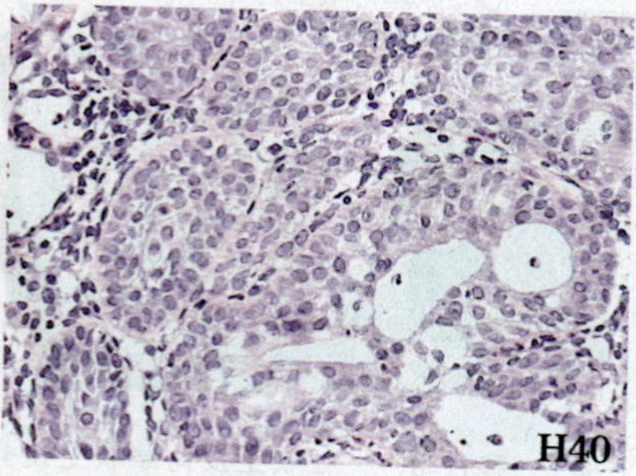

图 7 不完全鳞状化生上皮

◇ 注意：储备细胞的增生与鳞化是多种宫颈病变的病理基础和来源。化生发生于柱状上皮乳突顶部，说明刺激来自外界。新生上皮是从下面的单层柱状上皮长出，而非由鳞状上皮向内生长。

（二）宫颈上皮内瘤变

◇ 在化生过程中受酸性环境刺激或致癌因子打击，细胞分化与成熟发生障碍，幼稚的基底细胞向上增生，细胞核增大，不规则，核染色质增多，核分裂活跃，核/浆比值增大，并出现非典型性，在一定程度上与癌细胞相似。

◇ 绝大多数不典型增生仅累及宫颈移行带化生之鳞状上皮，不累及宫颈外部的鳞状上皮，且病变范围大小不一，微小病灶单纯活检即可去除；或累及宫颈大部，向上可延伸至宫颈管，向下可达宫颈阴道部和阴道上部。

◇ 不典型增生程度可逐渐加重，最后发展为原位癌，Richard（1967 年）将这一连续性病变过程统称为宫颈上皮内瘤变（cervical intraepithelial neoplasia，CIN），现已被国际公认，并被认为是浸润性鳞状细胞癌的前驱病变。通常将 CIN 分为三级：

* CIN Ⅰ：相当于鳞状上皮轻度非典型增生。宫颈表皮下 1/3 层细胞增生，核轻度异型，核分裂像少，其上部细胞成熟，并可出现挖空细胞（图 8）。

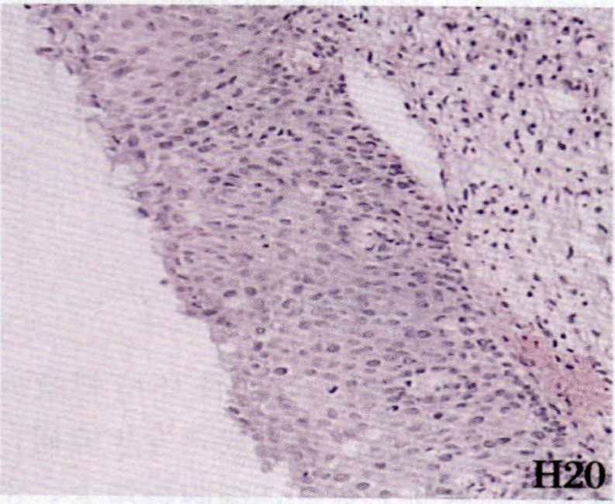

图 8　CIN Ⅰ

＊CIN Ⅱ：相当于鳞状上皮中度非典型增生。表皮下 1/2～2/3 层细胞增生，核大，异型明显，核分裂像多见，并可见病理性分裂像（图 9）。

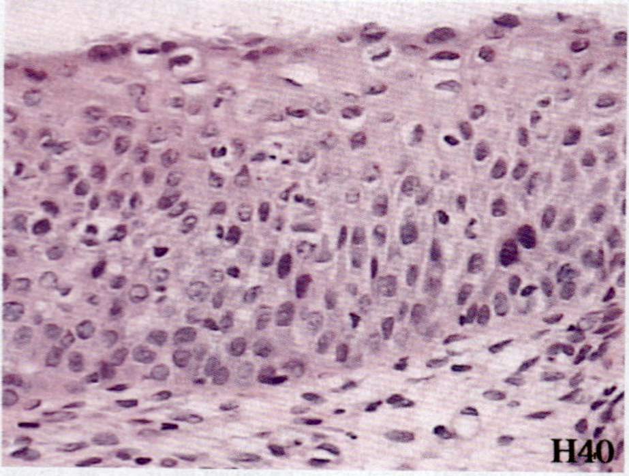

图 9　CIN Ⅱ

＊CIN Ⅲ：相当于鳞状上皮重度非典型

增生。镜下看不到成熟鳞状上皮或仅表浅数层细胞成熟，超过下 2/3 层的细胞显著增多，核异型显著深染，分裂像多，病理性分裂像多见。重度非典型增生到达全层或几乎全层时为原位癌（图 10）。

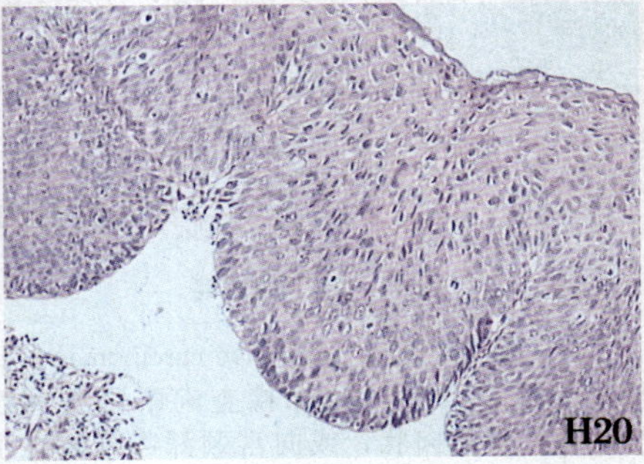

图 10　CINⅢ

（三）宫颈鳞状细胞癌（squamous cell carcinoma）

80%以上的宫颈癌为鳞状细胞癌。

◇ 镜下早期浸润癌（microinvasive carcinoma）：在原位癌的基础上，在镜下发现癌细胞小团状似泪滴状、锯齿状穿破基底膜，或进而出现膨胀性间质浸润，肉眼未见癌灶。镜下早期浸润癌即 Ia 期，又分镜下微浸癌（Ia1 期）和镜下早期浸润癌（Ia2 期），前者指癌细胞突破基底膜、浸润间质不超过 3mm，后者指其浸润间质的深度 3～5mm 以内，水平播散范围均不超过 7mm（图 11）。

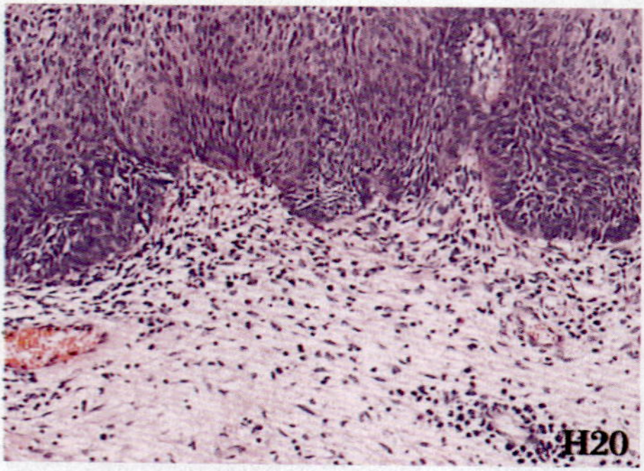

图 11　镜下微浸癌

◇ 宫颈浸润癌（invasive carcinoma）：病灶范围超过 Ia 期，临床检查肉眼可看到癌灶，呈外生息肉状，或向宫颈深部浸润性生长呈溃疡或空洞状。近年宫颈鳞癌组织形态分类中出现一些新亚型，它们的生长方式、细胞形态和分化程度等均存在差异。目前 WHO分类中将宫颈鳞状细胞癌（图12）分为

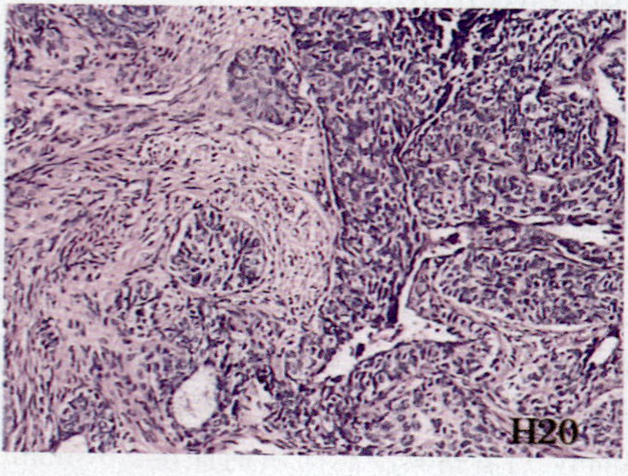

图 12　鳞状细胞浸润癌

八个组织亚型：角化型、非角化型、基底细胞样、疣状癌、湿疣型、乳头状型、淋巴上皮样、鳞状移形细胞癌。

（四）宫颈腺癌及癌前病变 (glandular tumours and precursors)

◇ 原发性宫颈腺癌约占全部宫颈癌的5%～15%。其中一半表现为外生性肿物，另一部分病例为浸润性或溃疡性肿物，约15%病例无肉眼可见的肿物（图 13）。

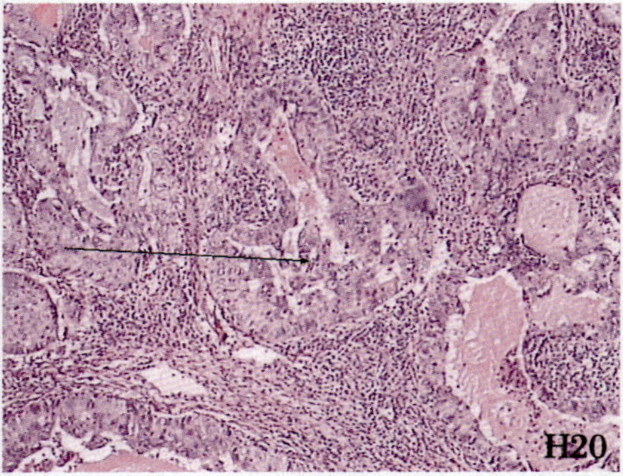

图 13　宫颈腺癌

◇ 宫颈腺癌总体预后较鳞癌要差。多数组织类型的宫颈腺癌诊断并不困难，但微偏（minimal deviation variant）腺癌是一特例，又称为恶性腺瘤，非常少见，镜下由高分化的粘液性腺体构成，其组织形态常与正常宫颈腺体相差无几，从而造成诊断困难。

◇ 宫颈腺癌中也存在原位癌和早期浸润癌阶段，有人提出将宫颈腺体非典型增生及原位癌归入宫颈腺上皮瘤变（cervical intraepithelial glandular neoplasia，CIGN）。

◇ 原位腺癌即癌变腺体深度不超过周围正常腺体的深度，无间质浸润，间质内可有炎症反应。80%的腺癌癌胚抗原（CEA）为阳性，而正常腺体为阴性，这一点在鉴别诊断中很有帮助。另外至少50%的原位腺癌同时伴有鳞状上皮CIN。

◇ 早期浸润腺癌是指轻微的间质浸润，通常不发生转移。组织形态表现为显著异型的腺体代替正常的腺体，浸润深度超出正常腺体分布的深度（>4mm）。目前认为宫颈原位腺癌及早期浸润癌预后良好，与相应级别的鳞状上皮病变基本相同。

（五）宫颈湿疣（condyloma）

◇ 宫颈湿疣是与人类乳头状瘤病毒（HPV）感染密切相关的宫颈鳞状细胞增生性病变，好发于感染的鳞柱交界处——移形带化生的鳞状上皮。

◇ 肉眼常为息肉或毛刺样外观，镜下最突出的共同特征是在鳞状上皮中表层出现挖空细胞（koilocytosis），核大，核膜皱缩，染色质呈绳索状，核似葡萄干样并可见双核和多核，核周空化，其他组织学改变包括鳞状上皮乳头状增生，棘层增厚，间质不同程度的炎细胞浸润（图 14）。

◇ 本病变常伴有轻度非典型增生，无临床意义。但如程度较重的非典型增生，则按宫颈上皮内瘤变评价和分级。

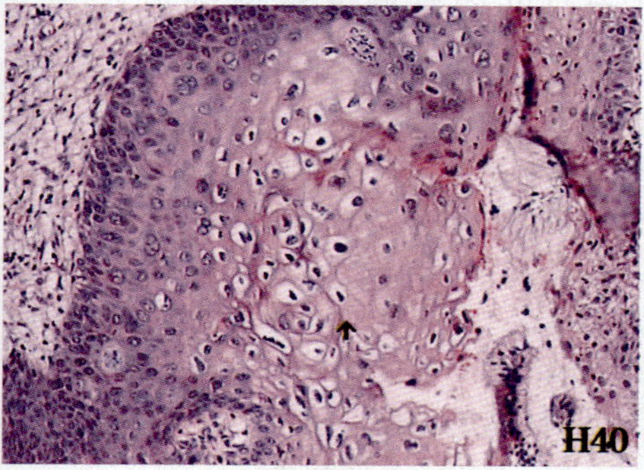

图 14　宫颈湿疣，大量挖空细胞

◇ 根据增生的鳞状上皮是否形成乳头及乳头的方向将湿疣分为 5 个亚型：

＊乳头状湿疣：鳞状上皮与纤维组织呈乳头状增生；

＊尖头湿疣：细长的间质乳头伸向鳞状上皮，形成尖细乳头；

＊扁平湿疣：原始鳞状上皮间质乳头增高、增宽；

＊内（倒）生性湿疣：宫颈管内膜化生沿宫颈腺口伸入腺腔；

＊非典型性湿疣：鳞状上皮中度或重度非典型增生。

实际工作中以扁平湿疣最为多见。

三、CIN 和 CC 的诊断

（一）宫颈细胞学诊断进展

Papanicolaou G. N.（巴氏）1941 年首次报道宫颈涂片诊断宫颈癌，杨大望 1951 年首次引进我国，诊断阳性率可达 85%～95.4%。自应用巴氏涂片以来，全世界范围内已减少了 70%～90%的子宫颈癌，但假阴性率达 15%～40%，为提高其准确性近年宫颈细胞学检查程序和技术的改新如下：

1. 取材器的改进

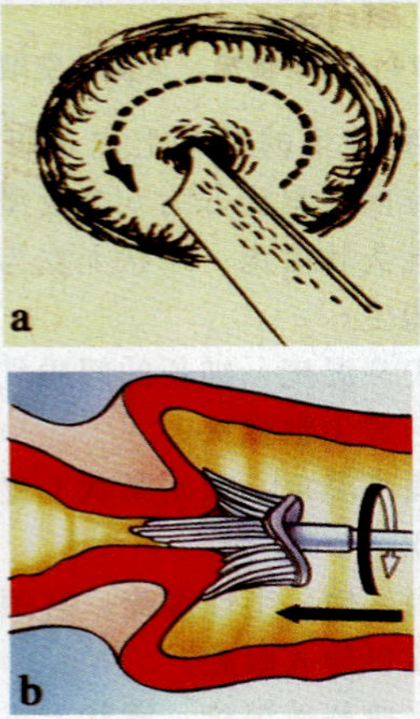

图 15 取材器：a：大角板 b：宫颈刷

过去用大角木板或竹板仅能取到宫口外鳞状细胞；为取到宫颈管细胞，后来改为小角板，但因干硬可造成出血，且其角度不易与宫颈口完全吻合。近年逐渐由宫颈小毛刷代替，以保证取到鳞柱交界处两类细胞（图 15）。

2. 制片方法的改进

◇ 传统的直接涂片法：取材器上的细胞只有 10%～20%被涂在玻片上，80%以上的细胞被丢掉；所制的涂片厚薄不匀、混有粘液、血液等杂质，而且如不及时固定，细胞退变，使细胞学家难以辨认，传统涂片假阴性的 50%～60%是由制片所致。

◇ 液基细胞学 Thin Prep 和 AutoCyte prep 的方法：将宫颈内外细胞刷洗在装有特殊缓冲固定液的容器中，几乎收集了取材器上的所有细胞；经离心、分层等处理，制作出均匀超薄玻片，灵敏度比传统涂片提高了 10%～15%（图 16）。

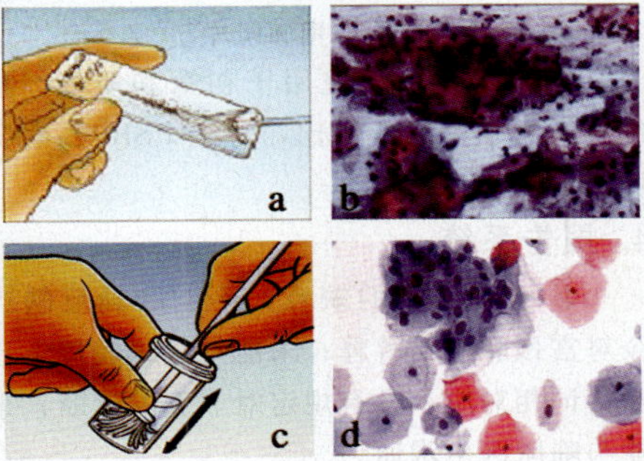

图 16 a：传统制片法 b：传统涂片
c：液基制片法 d：TCT 超薄涂片

3. 阅片方法的改进

◇ 全自动显微镜下电脑扫描涂片分析系统（PAPNET—CCT），每张涂片筛选出最严重级别的细胞图像，刻制在光盘上，细胞学家在高分辨率的电视屏幕前阅读，减少了假阴性，提高了工作效率和准确性（图17）。

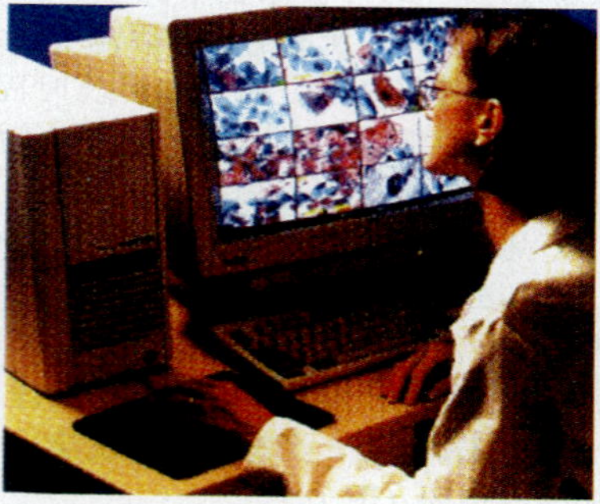

图 17 电脑阅片

◇ AutoPap 系统用于初筛和质控，与细胞学家单独诊断相比，对于 LSIL 的假阴性降低了 40 余倍。

4. 报告系统

◇ 巴氏分级的缺点：不能准确反映当今对宫颈肿瘤的解释；未能与组织病理学诊断名词相对应；没有规定对非癌的诊断；未能与临床医生沟通。

◇ 目前多国采用 2001 年美国提出的描述性诊断，即 The Bethesda System（TBS），我国采用的是改良 TBS。

◇ TBS 诊断报告的三项主要内容：

* 核对受检者申请单上的一般资料，并分别填写于报告单中；

* 指出取材标本质量：满意或不满意，对后者提出具体缺点，必要时拒收标本；

* 描述有关发现，并提出处理建议与临床医师沟通。

◇ 诊断内容和标准描述：

1）未见上皮内病变细胞和恶性细胞

- 病原体
- 其他非瘤病变
  - 反应性改变
    - 炎症
    - 放疗
    - IUD
  - 表皮细胞萎缩
  - 子宫切除术后的腺细胞

2）其他（宫内膜细胞出现在 40 岁以后妇女涂片中）

3）上皮细胞不正常

①鳞状上皮细胞不正常

- 非典型鳞状细胞(ASC)
  - 非典型鳞状细胞——意义不明(ASC-US)
  - 非典型鳞状细胞——不除外高度病变(ASC-H)
- 鳞状上皮内病变(SIL)
  - 鳞状上皮内低度病变(LSIL)
  - 鳞状上皮内高度病变(HSIL)
- 鳞状细胞癌（SCC）

②腺细胞不正常

非典型：
- 颈管细胞（无其他具体指定，或在注释中具体指定）
- 宫内膜细胞（无其他具体指定，或在注释中具体指定）
- 腺细胞（无其他具体指定，或在注释中具体指定）

非典型：
- 颈管细胞倾向瘤变
- 腺细胞倾向瘤变

颈管原位腺癌

腺癌（颈管、宫内膜、子宫以外、其他）

5. 宫颈细胞学简介

1）未见上皮内病变细胞和恶性细胞

◇ 正常宫颈鳞状上皮细胞（图 18）

复层鳞状上皮细胞包括基底层（内底层）细胞、附基底层细胞（外底层）细胞、中层细胞和表层细胞（角化前细胞，不全角化细胞）。

随年龄不同，鳞状上皮各层细胞出现率也有所不同。

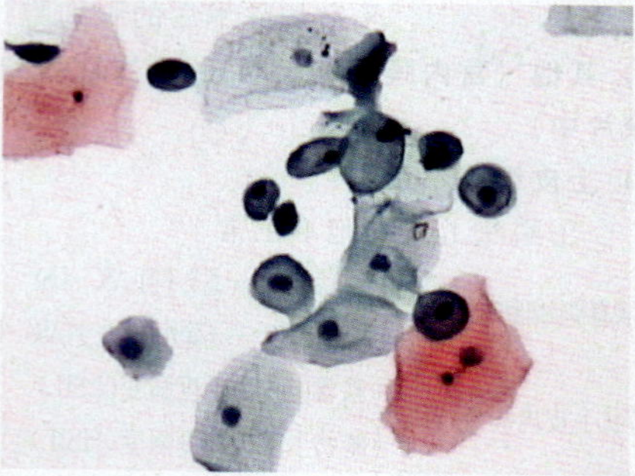

图 18 正常宫颈鳞状上皮细胞

◇ 柱状上皮细胞（图 19）

有两种形态：即纤毛柱状上皮细胞和粘液柱状上皮细胞。有三种排列形式：蜂窝状、栅栏状、少数单个散在。

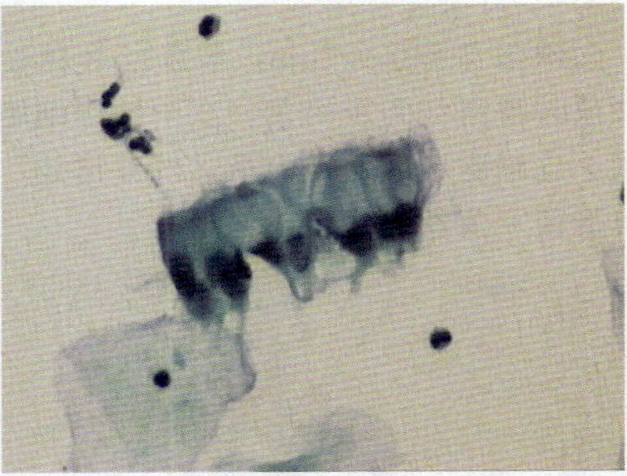

图 19　柱状上皮细胞（宫颈管腺细胞）

◇ 滴虫感染（图 20）

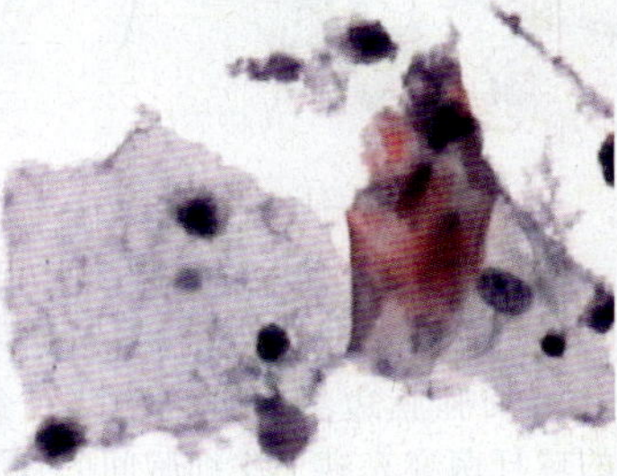

图 20　滴虫感染

滴虫呈梨形，约 15～30μm 大小。常排列在上皮细胞边缘，背景中混掺退变的中性白细胞，难以见到完整的鞭毛。

◇ 真菌感染、形态符合念珠菌属（图21）

念珠菌芽孢 3～7μm，假菌丝和菌丝巴氏染色时嗜曙红到灰褐色。在中性白细胞和鳞状上皮细胞堆的背景中呈“发芽树枝”状的酵母菌（菌丝和芽孢或孢子）。

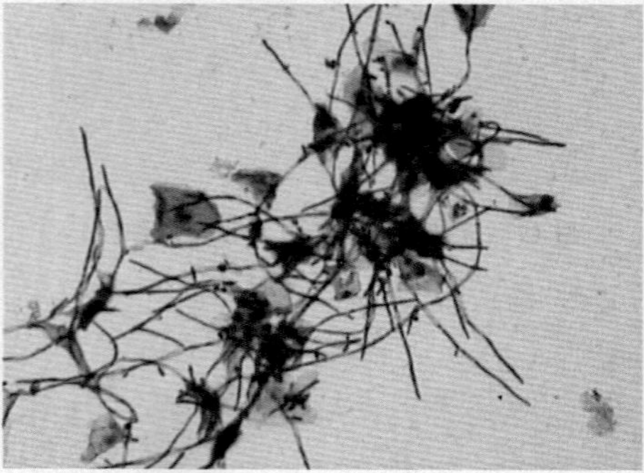

图 21　真菌感染

◇ 球杆菌感染（图 22）

发现多量鳞状上皮细胞被球杆菌覆盖，尤其沿细胞膜边缘排列，称“线索细胞”。小的球杆菌亦充满上皮细胞间的背景中。

◇ 杆菌形态符合放线菌属

放线菌为具锐角分枝状细丝样微生物，呈纷乱团排列，外观颇似破棉絮球或破驼毛片状。

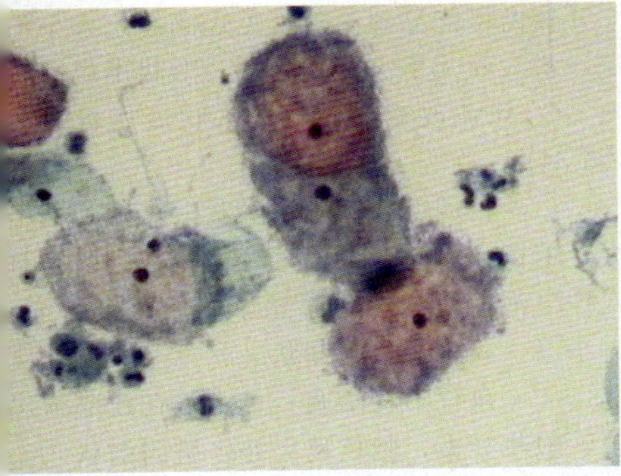

图 22 球杆菌感染（见线索细胞）

◇ 细胞形态改变与单纯疱疹病毒感染有关（图 23）

细胞增大并大小一致。细胞多核，相嵌排列并拥挤而不重叠。细胞呈胶质状“毛玻璃”外观，核边缘染色质深染形成核套。

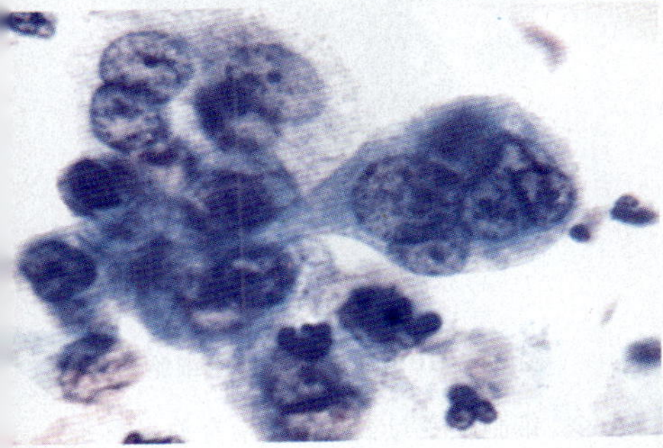

图 23 单纯疱疹

核内可能见到深曙红色包涵体，大小不一，增大而几乎占据整个核，形状不规则。

◇ 细胞改变与人类乳头状瘤病毒有关（图 24）

＊核周空穴细胞：鳞状上皮细胞稍增大，单核或双核，核稍大轻度深染，核周有穴样空泡，边缘厚薄不整。多为散在分布，大小不一，外观似套圈状。

＊角化不良细胞：单个散在或成堆出现，胞浆红染，胞核稍大并多呈固缩状。

＊湿疣外底层细胞：鳞状上皮外底层细胞核正常或稍大，染色质污秽状，核周可能见到窄空晕。

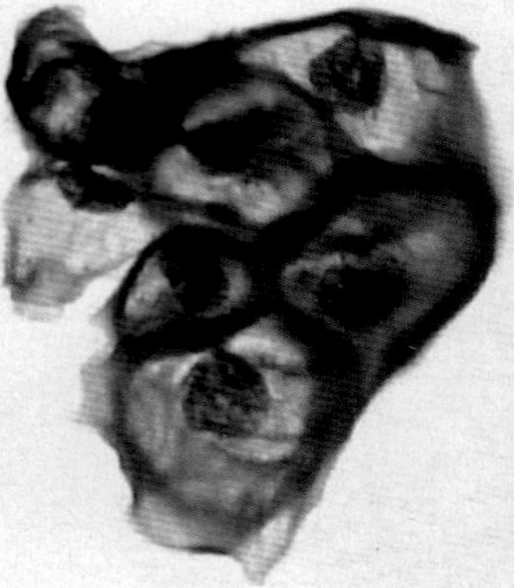

图 24　HPV 感染（见挖空细胞）

◇ 细胞改变与衣原体感染有关（图 25）

细胞生长活跃，增生性和化生细胞多见。胞浆中可出现多个包涵体而将胞核推向一侧，外观颇像印戒癌细胞，应注意鉴别。

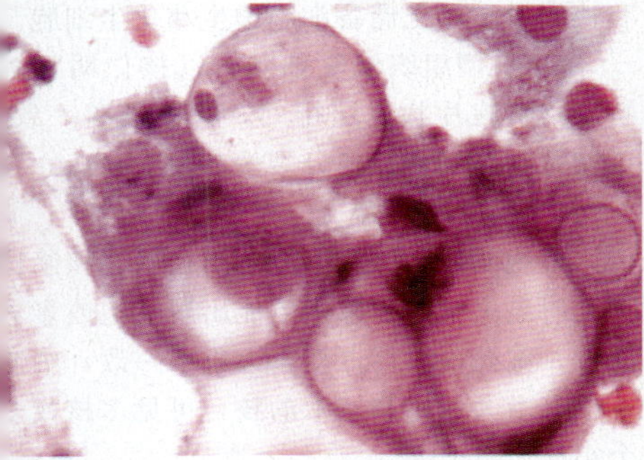

图 25　衣原体感染

◇ 反应性改变——炎症（图 26）

细胞核增大为正常中层鳞状上皮的 1～2.5 倍，颈管柱状上皮细胞可能增加更大。偶尔出现双核或多核细胞。胞核可轻度深

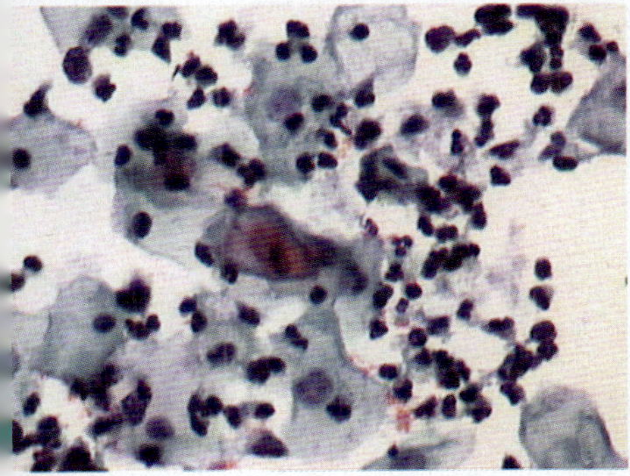

图 26　大量白细胞提示炎症

染，染色质均匀。核形整齐一致，可见空泡
和核周晕，可见储备细胞增生和化生细胞。

◇ 典型组织修复细胞：以核仁明显为
特点，细胞片状单层排列，胞核极向一致
可能见到非病理性核分裂像。

◇ 反应性改变——放疗

细胞明显增大，可能奇形怪状。核浆比
例无明显失常，胞浆中可能出现空泡或多彩
染色。胞核增大伴退变，大小不一致，细胞
群中有增大的核和正常的核，可见多核或多
个小核仁。

◇ 反应性改变——IUD（图 27 ）

柱状上皮细胞呈小团分布，背景干净
偶见单个上皮细胞，核大而核浆比增高。胞
核常常退变。核仁可能明显。胞浆内可见大
空泡使核推向一边，呈印戒细胞外观。

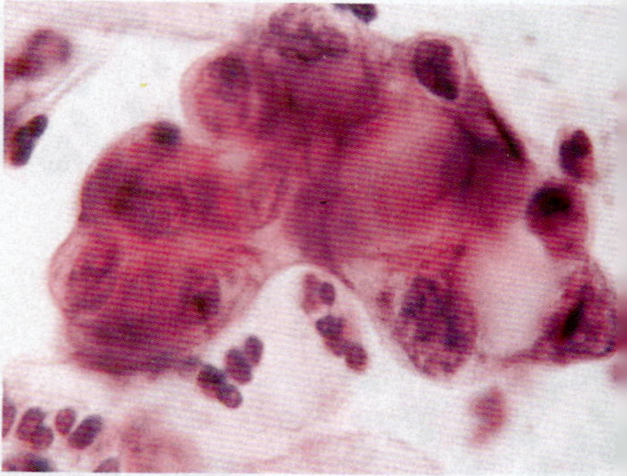

图 27　IUD 反应性改变涂片

◇ 表皮细胞萎缩（图 28）

萎缩鳞状上皮细胞或外底层样细胞核增大而不深染。常见裸核或核碎裂，自溶所致。出现外底层样细胞，其胞浆嗜橘红或嗜曙红并核固缩，类似不全角化细胞。多量炎性渗出物，类似癌性背景，但找不到癌细胞残影。

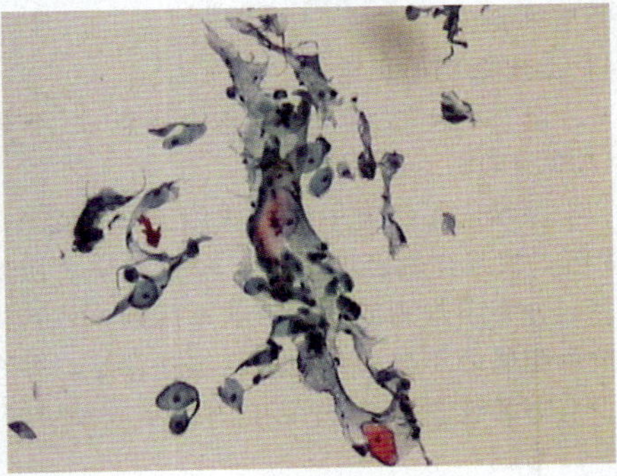

图 28　表皮细胞萎缩

2）子宫切除术后的腺细胞（图 29）

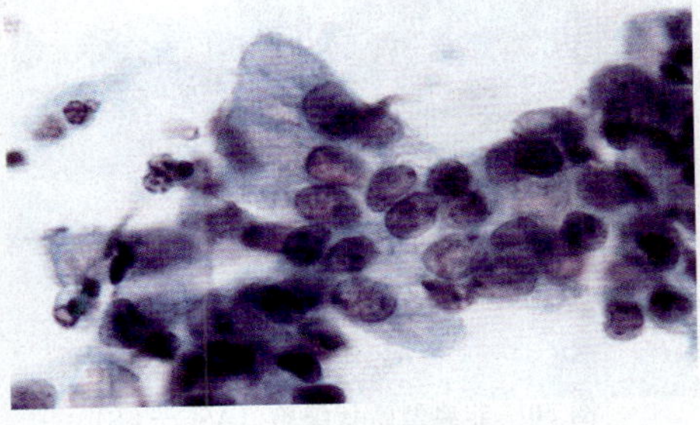

图 29　子宫切除术后的腺细胞

子宫切除术后可见良性表现的腺细胞，可见杯状细胞或粘液化生细胞，宫内膜型细胞呈圆形或立方形。

3）其他（宫内膜细胞出现在 40 岁以后妇女涂片中）应具体指定未见鳞状上皮内病变的细胞，可以是宫内膜上皮细胞和/或宫内膜间质细胞。

4）**上皮细胞不正常**

◇ 非典型鳞状细胞——意义不明（ASC－US）（图 30，31）

核增大是正常中层鳞状细胞核的 2.5～3 倍，核浆比例轻度增加，轻微的染色质增多、分布不规则或核的形状不规则；致密橘黄色胞浆的不典型角化不良细胞常见；存在于 CINⅡ或更严重病变中的比率仅有 10%～15%。

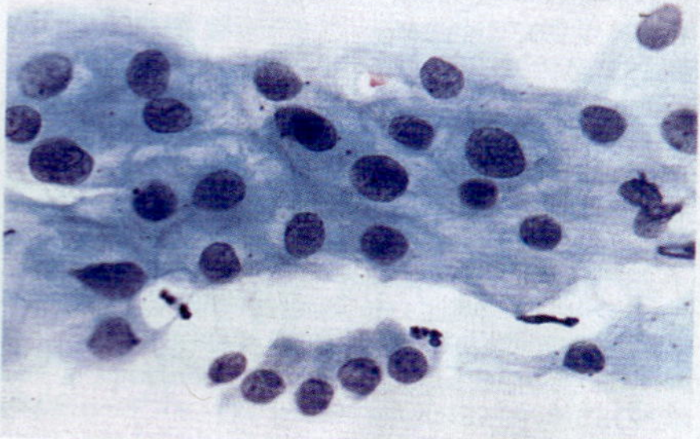

图 30　非典型鳞状细胞（ASC－US）

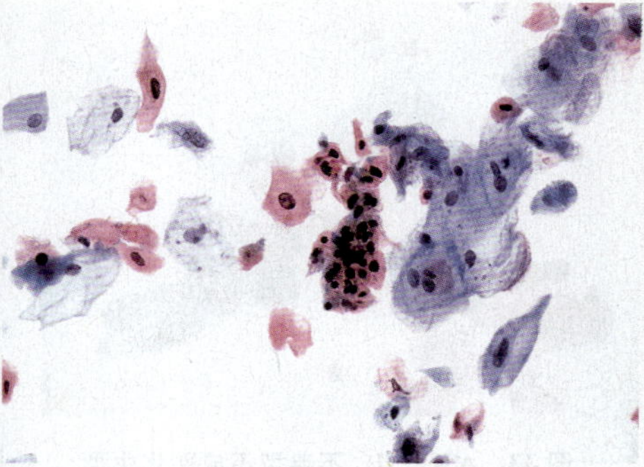

图 31　非典型鳞状细胞（ASC－US）

◇ 非典型鳞状细胞——不除外高度病变（ASC－H）

又分为不典型不成熟化生型和拥挤细胞片两型。

＊不典型不成熟化生型（图 32，33）

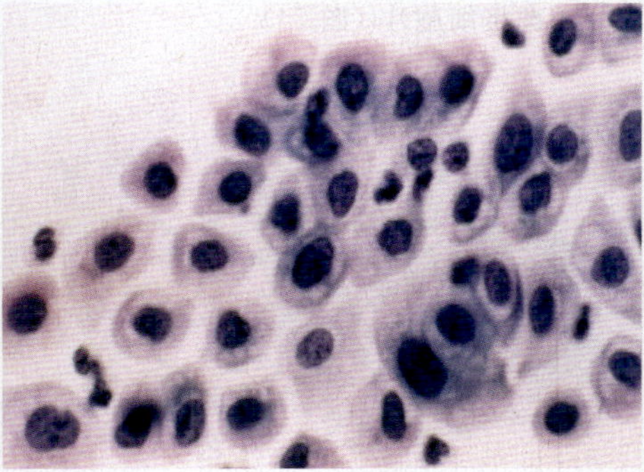

图 32　ASC－H，不典型不成熟化生型

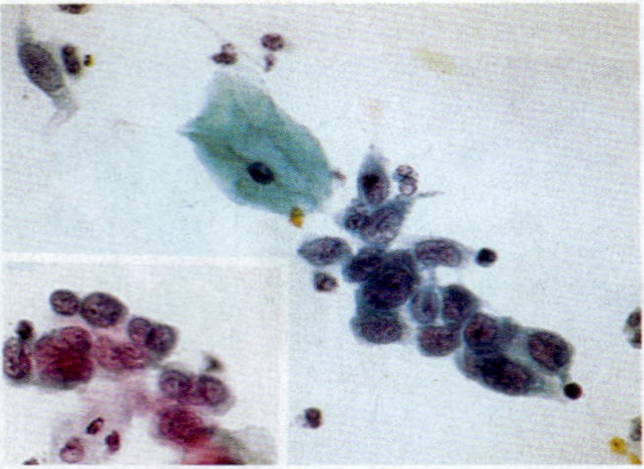

图 33　ASC－H，不典型不成熟化生型

常单个散在或呈小的细胞碎片，大小与化生细胞一致，核为正常化生细胞核的 1.5～2.5 倍，核浆比例接近 HSIL，核染色增多、染色质不规则和核局部不规则不如 HSIL 明显。与高危 HPV 感染有关，存在于 CINⅡ或更严重病变中的比率可达 30%～40%。

* 拥挤细胞片（图 34）

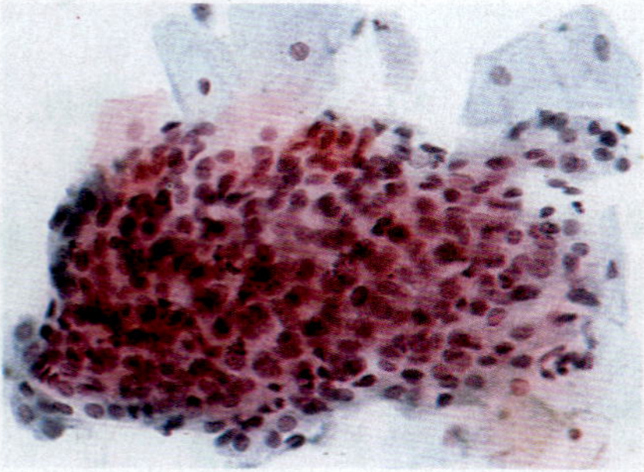

图 34　ASC－H，拥挤细胞片

拥挤的细胞片、核极性紊乱或难以辨认有鳞状分化的特点。

◇ 鳞状上皮内低度病变（LSIL）（图35，36）

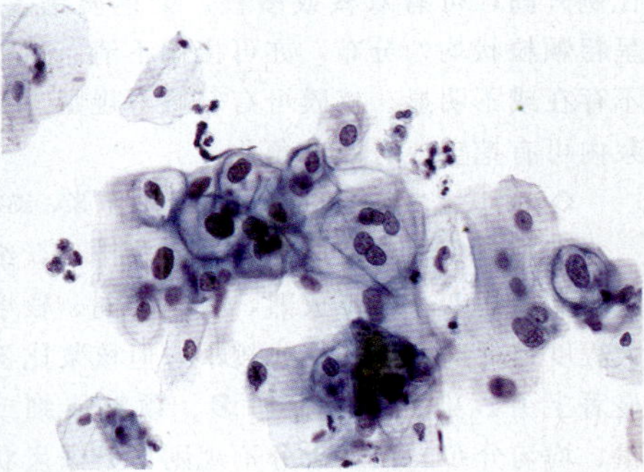

图 35　鳞状上皮内低度病变（LSIL）

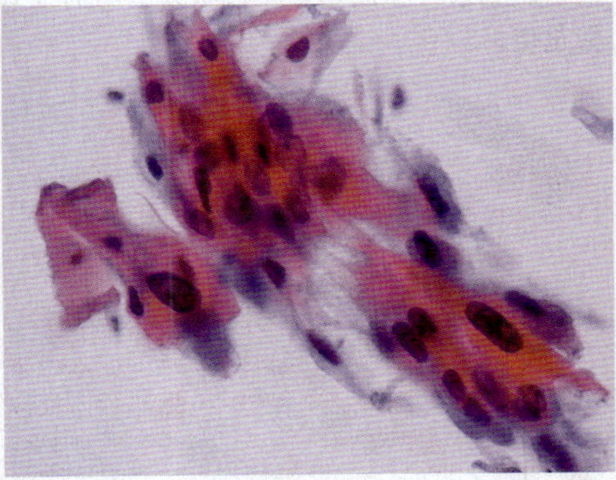

图 36　鳞状上皮内低度病变（LSIL）

细胞单个散在或成片排列，异常改变一般限于中、表层鳞状细胞，有丰富的成熟的胞浆和明确的胞界。核增大、至少是正常中层细胞核的3倍、大小和形状可不同，核浆比例升高，可有双核或多核。染色质增多、呈粗颗粒状均匀分布，亦可模糊不清。核仁不存在或不明显。核膜可有轻微不规则，胞浆内可有挖空或有厚的角化。

◇ 鳞状上皮内高度病变（HSIL）（图37，38）

细胞单个散在或成片或合体状排列，细胞较低度病变小而不成熟，大小不同。核增大程度与低度病变相同或较小，但核浆比例显著上升。染色质明显增多、颗粒或细或粗、均匀分布。核膜十分不规则，呈锯齿状或有裂隙。当高度病变累及颈管腺体时可见核仁。胞浆可不成熟，花边状或脆弱的或致密化生。

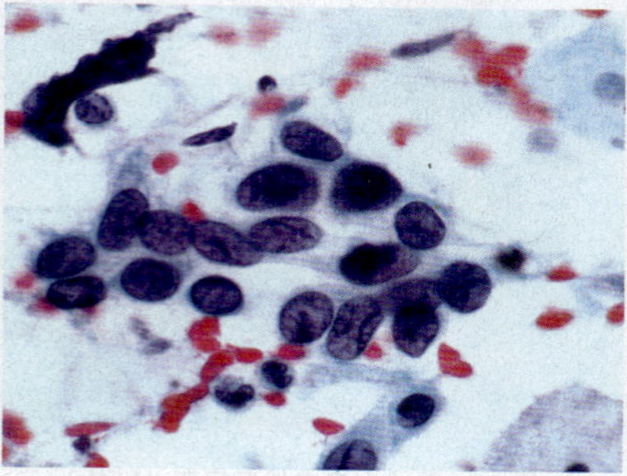

图37　鳞状上皮内高度病变（HSIL）

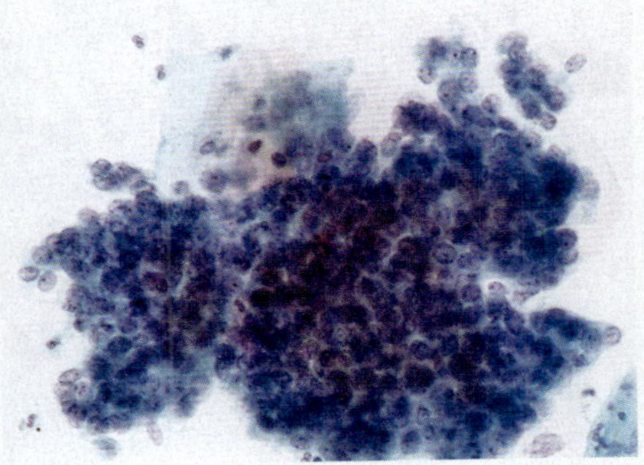

图 38　鳞状上皮内高度病变（HSIL）

◇ 鳞状细胞癌（SCC）（图 39，40）

细胞大小和形态显著不一致，可有明显的核和浆畸形，明显增大的单个或多个核仁；染色质贴边或可有明显的分布不均。背景中常有坏死，出血和癌细胞碎屑。

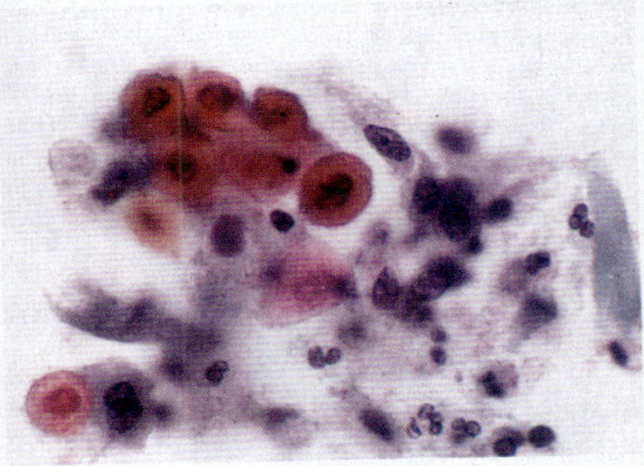

图 39　鳞状细胞癌（SCC）

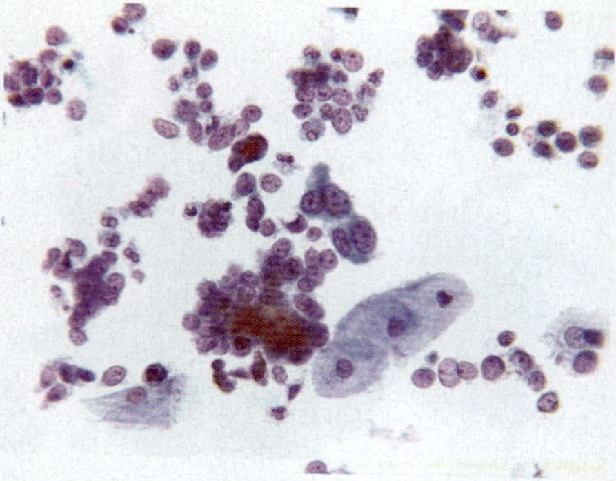

图 40　鳞状细胞癌（SCC）

◇ 非典型颈管细胞（图 41）

细胞呈片状或条索状排列，有些拥挤、核重叠。核增大到正常颈管细胞核的 3～5 倍，大小和形状不同，核浆比例增加，染色质轻度增多。核仁可以存在，核分裂像少

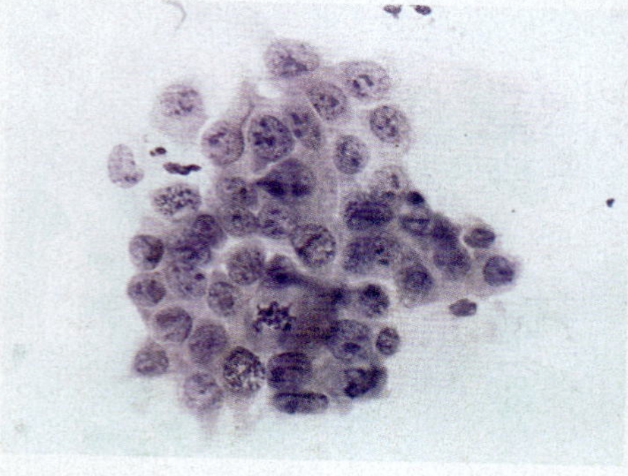

图 41　非典型颈管细胞，无其他具体指定

见。胞浆丰富，胞界常可辨认。

◇ 非典型颈管细胞倾向瘤变（图 42）

不正常细胞成片或呈条索状排列，核拥挤重叠；可玫瑰花样排列或羽毛状排列。核增大，染色质增多，可见核分裂像。核浆比例增加，胞界可以不清。

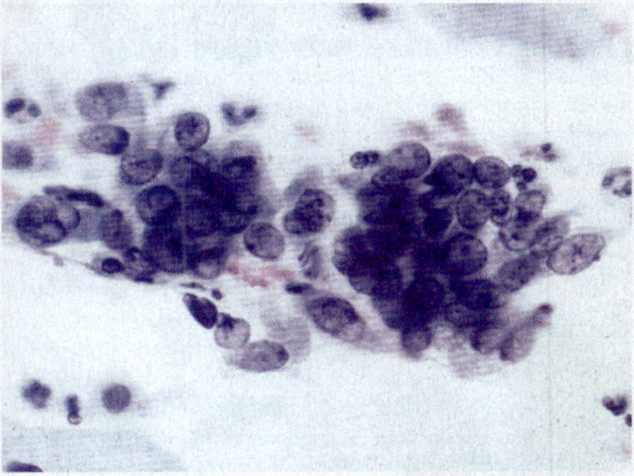

图 42　非典型颈管细胞倾向瘤变

◇ 非典型宫内膜细胞（图 43）

细胞呈小群出现，每群常 5～10 个，核较正常宫内膜细胞增大。染色质轻度增多，可有小核仁。胞浆少，有时有空泡，胞界不清。

◇ 非典型腺细胞倾向瘤变

◇ 颈管原位腺癌（图 44）

细胞排列呈片状、团块状、条索状和玫瑰花样，核拥挤、重叠，失去蜂窝状排列。一些细胞有明确的柱状表现，有细胞核和胞

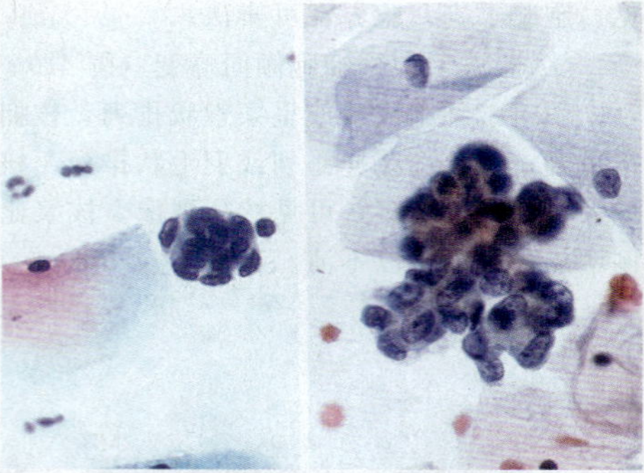

图 43　非典型宫内膜细胞

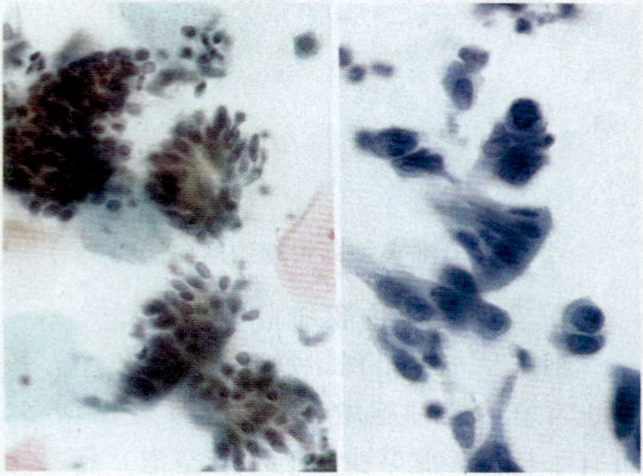

图 44　颈管原位腺癌

浆尾从细胞团周围突出，呈现羽毛状的边缘。核增大，大小不一，卵圆形或增长、成层，核浆比例增加。核染色质增多、均匀分布，有特征的粗颗粒状染色质。核仁常小或不明显，核分裂像和凋亡体常见。胞浆量和细胞内粘液减少。

◇ 颈管腺癌（图 45）

细胞单个散在，细胞片或三维细胞团和合体状排列常见，典型的有柱状结构。增大的、多形性的细胞核有不规则的染色质分布，核膜不规则，大核仁可存在，胞浆常有细小空泡，肿瘤素质可见。可同时存在鳞状细胞病变或显示部分鳞化的腺癌的鳞状成分。

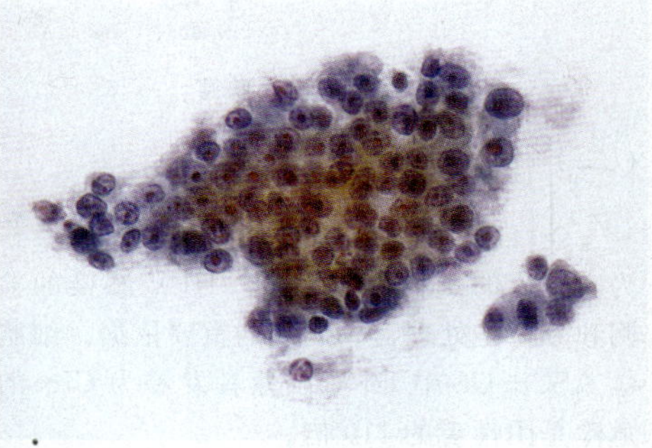

图 45　颈管腺癌

◇ 宫内膜腺癌（图 46）

细胞单个散在或呈小的紧密的团。随恶性程度增加核变得较大、大小不同和极性丧失。染色质增加，分布不均匀；高度恶性肿瘤可见核内透亮区。核仁小或显著，随恶性程度增加核仁变大。胞浆少，胞浆内常有空泡或白细胞。细颗粒状或渗出液样肿瘤素质可以不同程度存在。

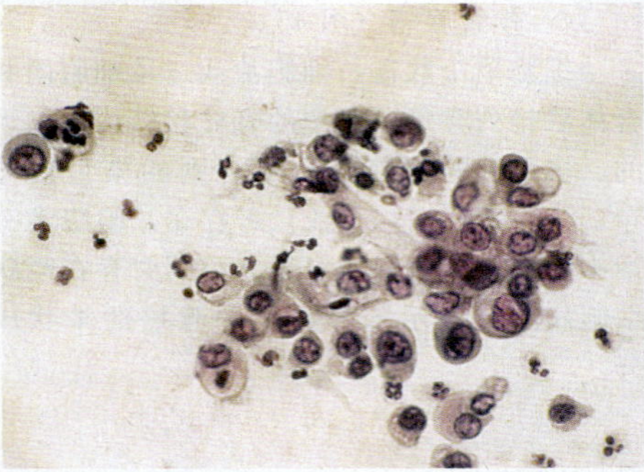

图 46　宫内膜腺癌

(二) HPV 的检测

◇ 许多学者提出将检测 HPV 感染作为宫颈癌的一种筛查手段。HPV 感染的检测和分型是处理宫颈病变的重要依据。细胞学 ASC－US 中 HPV 阳性者发展为 CIN 的危险是阴性者的 110 倍。

◇ 下列情况建议查 HPV：①与细胞学一起作为防癌检查；②细胞学不明确或处于边界状态；③评估 CIN Ⅰ、CIN Ⅱ 级的退化或持续进展；④宫颈癌治疗后的随访。

◇ HPV 的细胞学特征：①分散或成片的角化不良的表层细胞；②核周凹空细胞，表现为核形不规则，双核或多核、核周不规则透亮区。

◇ HPV感染的检测方法

目前HPV检测方法有细胞学法、斑点印痕法、荧光原位杂交法、原位杂交法、Southern杂交法、聚合酶链反应(PCR)法和杂交捕获法，各种方法优缺点如下表：

方法	敏感性	特异性	说明
细胞学	低	低	简便
斑点印迹	中	中	有放射性
原位杂交	高	中	蜡块组织内
核酸印迹原位杂交	高	高	复杂
聚合酶链反应(PCR)	高	低	假阳性高
杂交捕获－HC2	高	高	简易、无放射

◇ HC2能同时检测13种高危HPV，结果更加快速而准确，该方法已在全世界认可。此外，还可检测巨细胞病毒（CMV）、沙眼衣原体（CT）、奈瑟淋球菌（GC）和乙肝病毒（HBV）。HC2检测法对决定治疗策略，或从卫生经济分析、患者愿意接受等方面都是最佳选择。

（三）阴道镜诊断

1925年德国学者Hinselmann发明了阴

道镜，这是一种特殊的放大镜，利用强光线穿过上皮数层细胞射入基质，再反射出来形成图像。通过观察图像的颜色、构型、边界、血管、碘着色等特点，判断宫颈病变的部位及严重程度，并可发现特定组织内肉眼看不见的亚临床病变。目前阴道镜已成为对宫颈上皮内瘤变、早期宫颈癌、外阴、阴道新生物、尖锐湿疣等的辅助诊断及治疗后随访、评估的重要方法之一。

电子阴道镜比光学阴道镜的优点是：图像的放大或缩小是连续性的而非跳跃式；即时显示图像、拍照和打印、方便于教学；由于双向可视，利于对病人的宣教。可电脑储存、利于病变前后的对照；也可用于远程会诊等（见图 47）。

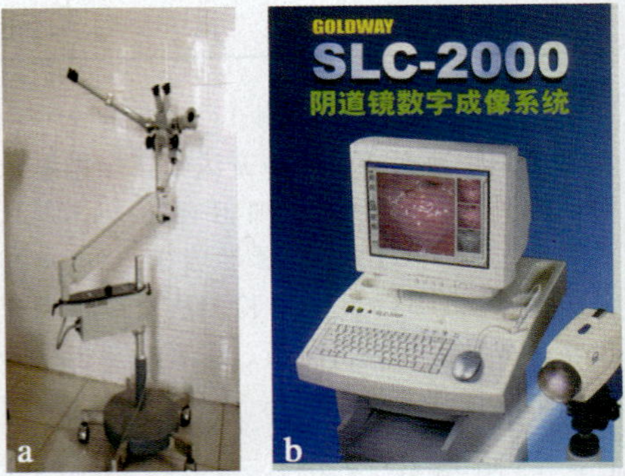

图 47　a. 光学阴道镜　b. 电子阴道镜

1. 常见阴道镜图像

1）正常阴道镜图像（normal colposcopic findings）（见图 48）

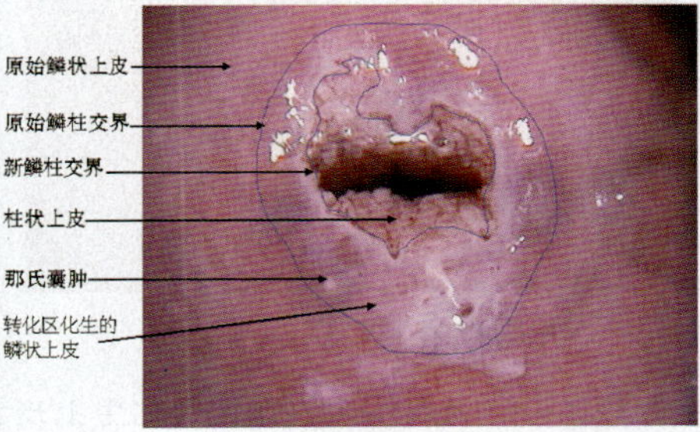

图 48 宫颈上皮及转化区

◇ 原始鳞状上皮（original squamous epithelium）：

为光滑、粉红色和无特殊形态的上皮。无残余柱状上皮，如腺开口或那囊等存在。

◇ 柱状上皮（columnar epithelium）：

为单层分泌粘液的高柱状上皮，其上端连接子宫内膜，下端达原始鳞状上皮或化生上皮。柱状上皮的表面不规则，有长的基质乳头和深的裂隙，表面可见均匀规则由粗到细的树枝状血管（图 49）。

涂醋酸后在阴道镜下显出典型葡萄串状结构。柱状上皮可见于颈管内、宫颈阴道部，甚至阴道上段（见图 48）。

◇ 正常转化区或移行带（normal transformation zone）：

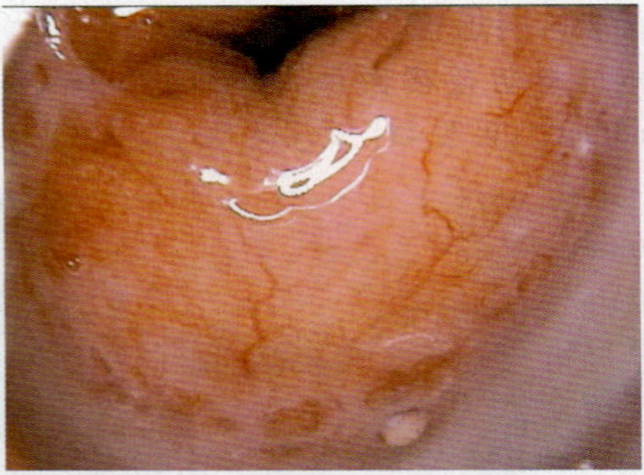

图 49　柱状上皮树枝状血管

该区内有表现不同成熟度的化生上皮。未成熟的化生上皮较薄，胞浆少，密度较大、缺乏分层，毛细血管丰富形态规则；涂醋酸后血管收缩，可呈菲薄的雪白色，但持续时间短暂。

碘着色因不同成熟程度而深浅不一。

化生上皮可连续成片覆盖整个转化区，从原始鳞柱交界处呈指状向柱状上皮区延伸。

该区内可见大小不等针眼似凹陷的腺开口，涂醋酸后外周细白，圈内粉红，可见蛋清样粘液从内向外溢出（见图 48）。

若腺开口被化生上皮遮盖，分泌物排不出形成勃特那潴留囊肿，表面光滑，可见被推出的基质深部的树枝状血管（图 50）。

正常转化区内当化生不完善时，可遗留一些柱状上皮小岛（图 51）。

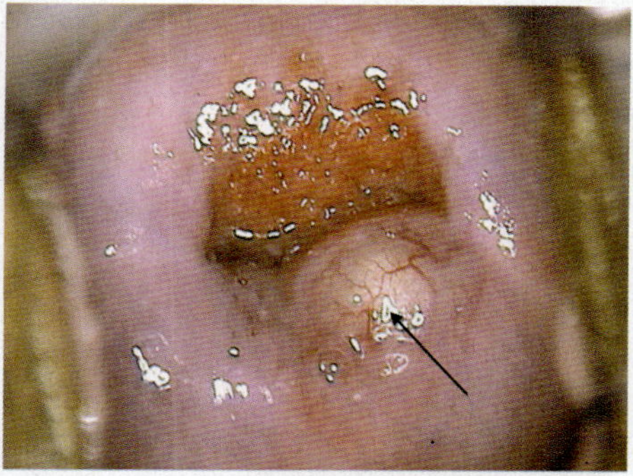

图 50　转化区内那氏腺囊肿

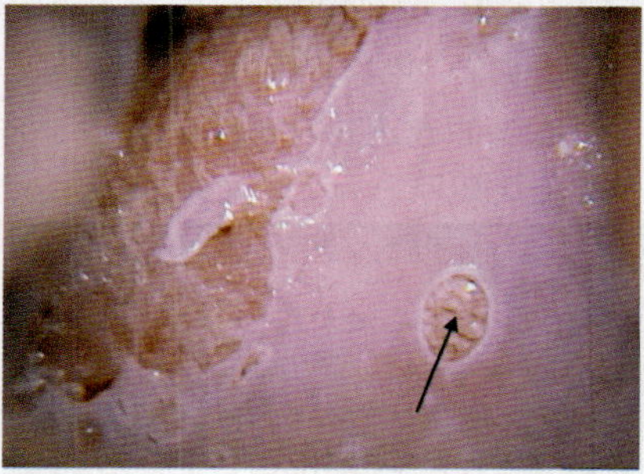

图 51　转化区内柱状异位岛

2）不正常阴道镜图像（**abnormal colposcopic findings**）

几乎均出现在转化区内。

◇ 白斑（leukoplakia）：（图 52）

在涂醋酸之前肉眼或镜下即可见到的白色斑块，表面光滑或不规则，为局灶性，略高于周围组织，其上无血管。多为过度角化或角化不全，其深层或周围可能潜伏着恶性病变。

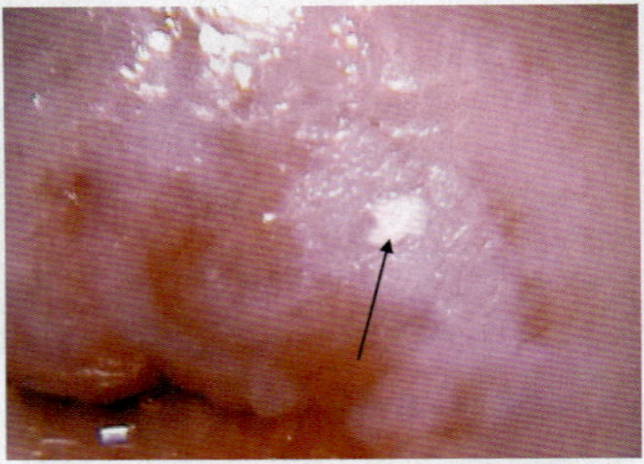

图 52　白斑

◇ 醋酸白色上皮（acetate－white epithelium）：（图 53）

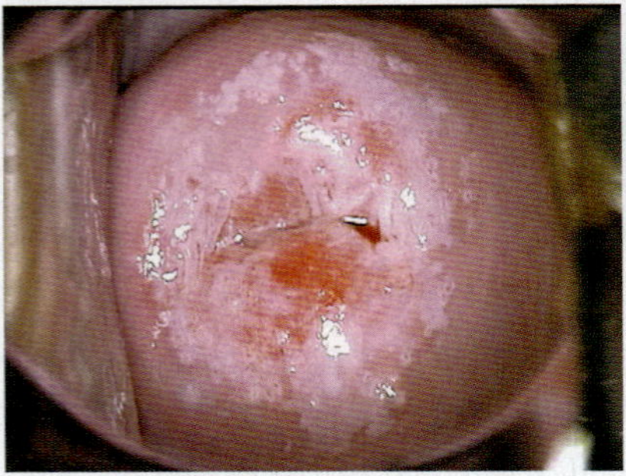

图 53　醋酸白色上皮

涂醋酸后使正常血管收缩，细胞出现暂时脱水现象，异常上皮细胞核密度增加更明显，妨碍光线传导，即可呈现出局灶性白色上皮异常图像。醋白上皮多与 CIN 或 HPV Ⅰ相关，其白色程度与 CIN 病变程度呈正相关。

◇ 白环及白色腺体（white circle and white gland）：（图 54）

加醋酸后腺开口周围上皮变白，开口内为红色者称白环，整个腺体变白称白色腺体。

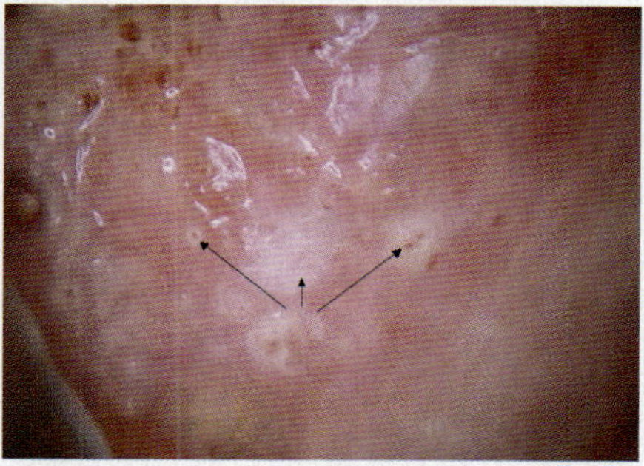

图 54　白色腺开口

◇ 点状血管（punctation）：

由终末毛细血管扩张或扭曲升到上皮表面构成。

细点状血管如针尖大的红色小点位于白色或灰白色的基底上，分布较密集且均匀（图 55）。

粗点状血管呈粗大的点状或逗点状，似绒球或雀巢，间距增宽，基底厚白，易出血（图 56）。

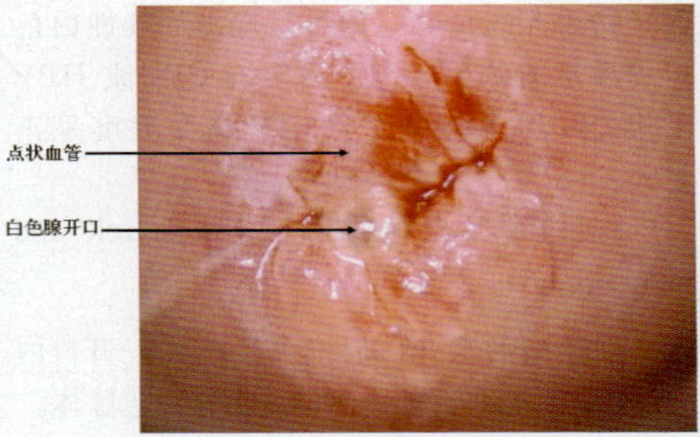

图 55　细点状血管

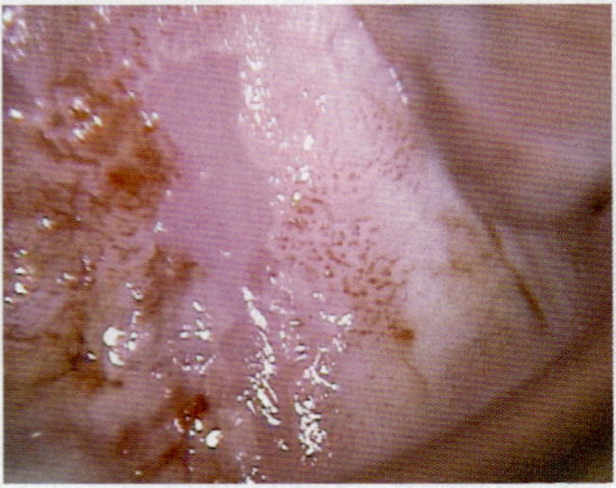

图 56　粗点状血管

◇ 镶嵌（mosaic）：

红色血管将隆起的醋白上皮分割成大小不等、形态不规则的小块或镶嵌状的图案。

细镶嵌其血管与上皮处于同一平面，由细小点状血管排列而成，基底呈灰白色，边界欠清（图 57）。

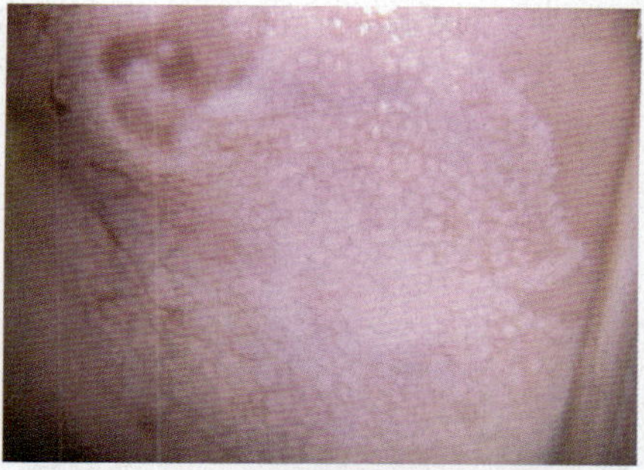

图 57　细镶嵌状血管

粗镶嵌指血管粗大变形，间距增大，基底深红，上皮厚白突出于表面，边界清楚，常与粗点状血管同时存在（图 58）。

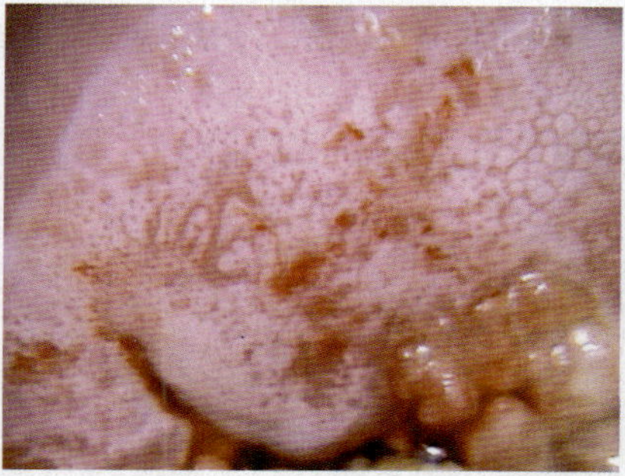

图 58　粗点状血管和镶嵌

◇ 异型血管（atypical vessels）：（图 59）

血管口径大小、形态及排列极不规则，在不同平面行走，可突然中断或急转弯，或僵直无分支。基质呈灰白色粗糙隆起或有脱皮，边界清楚。

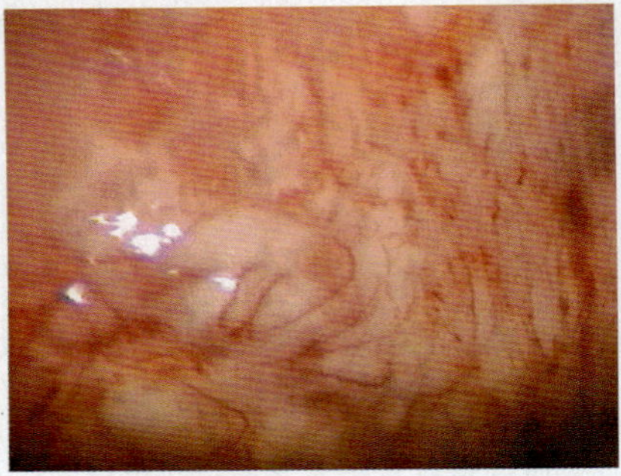

图 59　异型血管

◇ 真性糜烂（true erosion）：（图 60）

部分上皮全层缺损，边界不规则，鲜红的基质暴露。

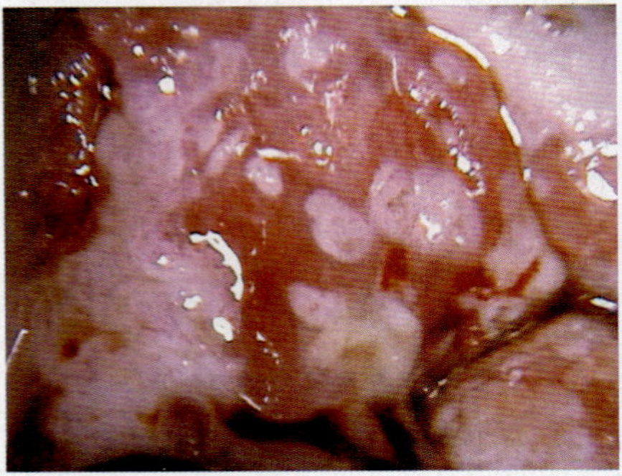

图 60　溃烂：脱皮、基质裸露

◇ 碘阴性区（iodine negative area）：

（图 61a，b，c）

加卢戈碘溶液后，碘化钾使成熟鳞状上皮内糖原呈深褐色。

柱状上皮、未成熟的化生上皮、棘上皮、角化上皮、CIN 上皮不含糖原，涂碘液后均不着色，或淡黄色，或芥末黄色，均称碘阴性区。

碘试验可充分显示成熟的鳞状上皮的边界，但不能显示碘阴性区上皮的性质。

萎缩上皮呈浅褐色，原始鳞状上皮炎症时毛细血管扩张处碘着色不良，呈现点彩状图案。

3）不满意阴道镜图像（unsatisfactory colposcopy）：

指看不到鳞柱状上皮交界（squamocolumnar junction not visible），或根本看不到宫颈。

4）疣和乳头状瘤（condyloma）：

湿疣阴道镜图像分为 5 种情况：①树枝状或蒂状；②湿疣状；③光滑型；④角化型；⑤白斑状。

◇ HPV 感染临床型：即外生型湿疣，肉眼即可看见，呈乳头状、菜花状、鸡冠状或桑椹状，呈簇状分布。位于外阴、阴道或宫颈转化区内侧或外侧。

镜下表现为很厚的醋白上皮，轮廓不规则，呈直状突起、乳头分叶结构。可见粗大发卡样血管及中央毛细血管排列均匀规则。个别以后可发展为疣状癌，应行病理切片确定诊断。

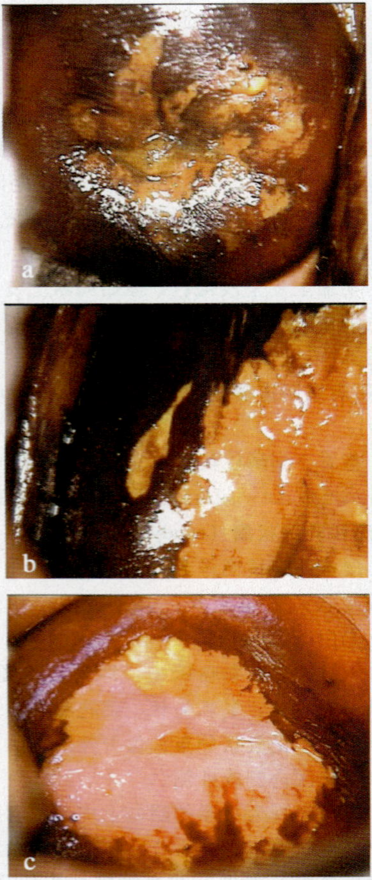

图 61　碘阴性区：a. 乌龟壳状，见于慢性宫颈炎 b. 9 点为柱状上皮异位岛　c. 12 点湿疣伴 CIN，呈芥末黄

涂醋酸后乳头明显竖立、发白，可有细点状、镶嵌状血管分布，碘不着色(图 62)。

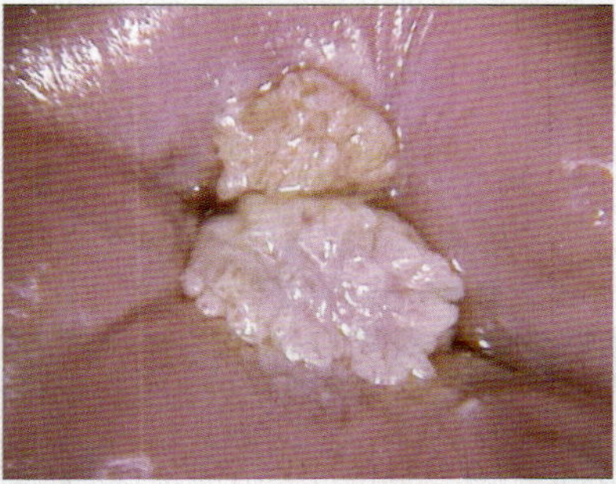

图 62　尖锐湿疣，HPVⅠ临床型

◇ HPV 感染亚临床型（SPI）：（图 63）

即扁平湿疣，肉眼不能识别，常与 CIN 混淆或共同存在，临床诊断困难，需阴道镜检查诊断。

涂醋酸后上皮发白、光滑、半透明或混浊，呈不规则斑块或卫星状排列；白色上皮很厚时呈角化型或白斑状。

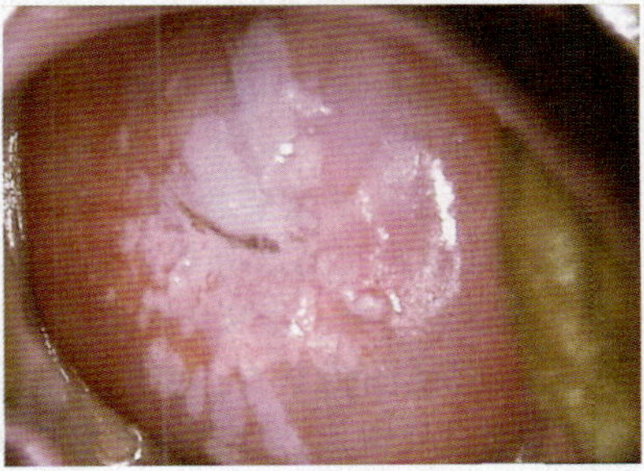

图 63　扁平湿疣，HPVⅠ亚临床型（SPⅠ）

表面粗糙或有微小乳头及隐约可见微小脑回状，碘不着色或染色不均。血管结构若呈典型的点状或镶嵌状时常伴有 CIN，应作病理切片或 HPV 的 DNA 检测。

5）其他

◇ 炎症改变（inflammation）：（图 64）

上皮弥漫性充血水肿，可见小点状或类似点状的血管，或出血点。

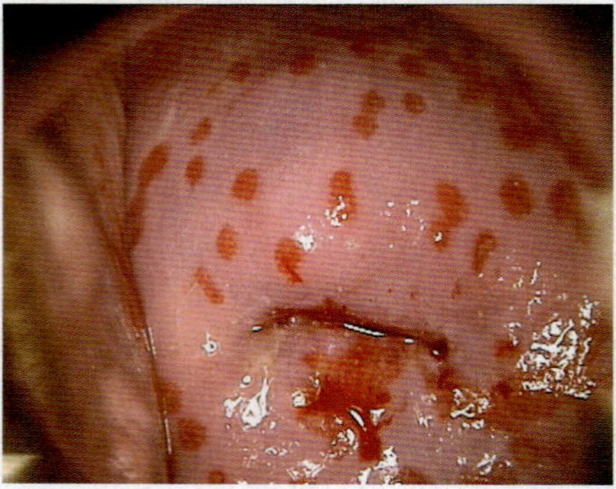

图 64　滴虫感染宫颈

偶可见到子宫内膜异位的紫蓝色斑点(图 65)。

◇ 萎缩改变（atrophy）：（图 66）

由于雌激素缺乏致鳞状上皮菲薄而光滑，可看到丰富的形态及分布正常的血管，转化区萎缩至宫口内，不易暴露。

2. 异常阴道镜图像评估

观察阴道镜图像，主要从图像的颜色及色调、表面构形、边界、血管形态等方面

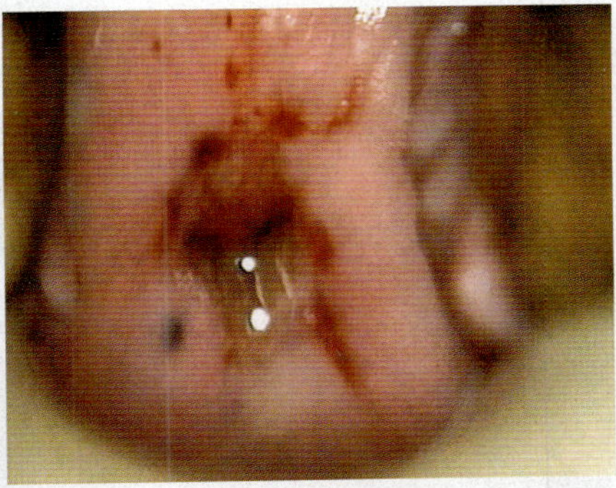

图 65　宫颈子宫内膜异位症

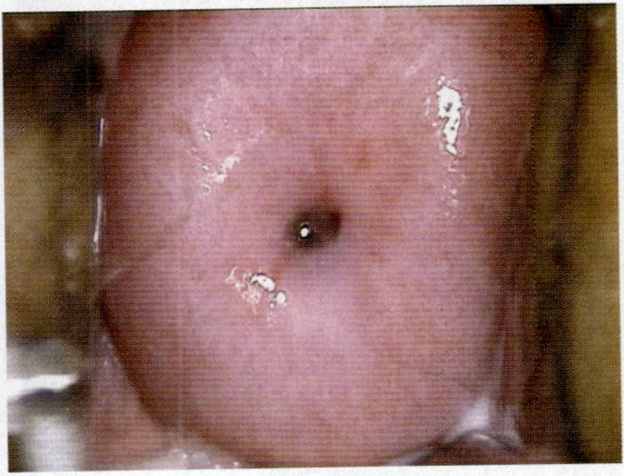

图 66　萎缩宫颈

进行评估。

1）颜色及色调（color and opacity）：

宫颈上皮涂醋酸前：

◇ CIN 上皮：由于细胞核与胞浆比增大，细胞密集、核染色质增多，透明度不好，呈不同程度的深红、灰红或混以白色（图 67a，b）。

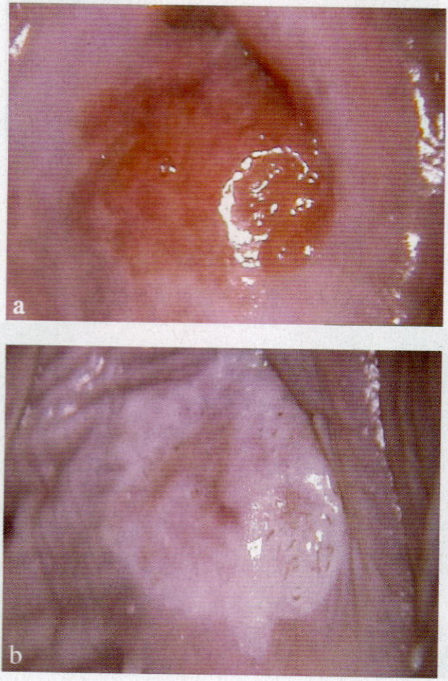

图 67　a. 涂醋酸前基质裸露、深红
b. 涂醋酸后，上皮呈厚白色
病理：CINⅢ部分累腺

◇ 早期浸润癌：血管丰富呈红色。有时因癌上皮呈大块状增生，基质破坏，肿瘤呈黄红色，胶冻状或熟肉样（图 68）。

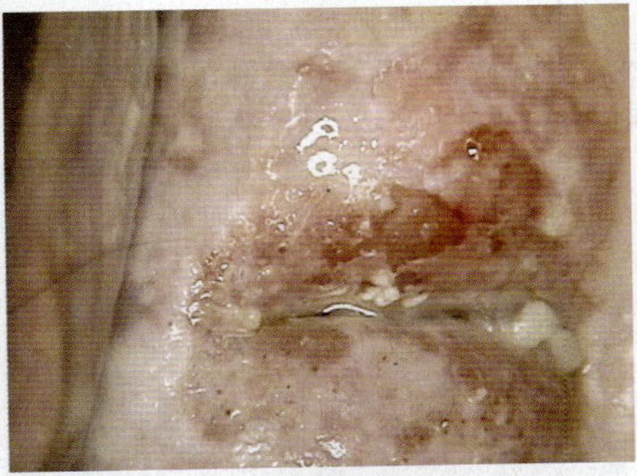

图 68 污浊、灰白色、熟肉样改变
病理：早期浸润癌

醋酸试验：

◇ 异常上皮缺乏细胞间的粘附力，加3%～5%的醋酸后上皮肿胀，细胞内脱水、蛋白凝固，上皮变白。

◇ 雪白光亮、云雾状的醋白上皮，提示HPV亚临床感染(SPI)或轻度CIN(图69)。

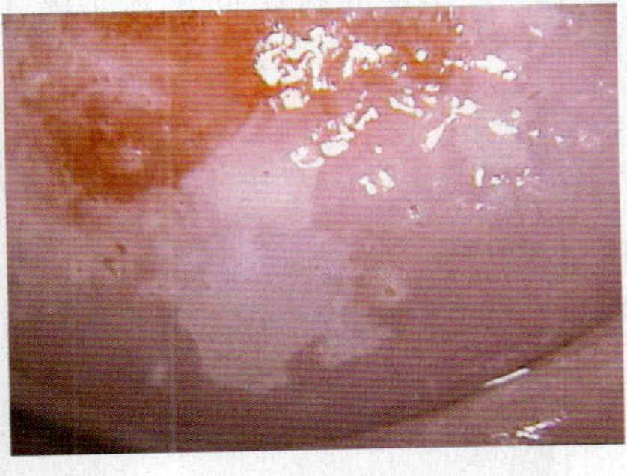

图 69 淡白上皮、菲薄光滑、边界下清
病理：**CIN Ⅰ、HPV Ⅰ**

◇ 上皮的非典型性越严重、细胞浆越少、核异质越严重，白色越污浊凝重、持续时间越长（图 70）。

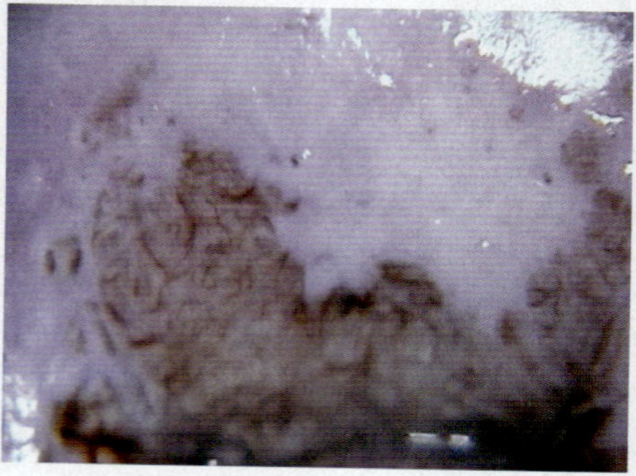

图 70　白色上皮，污浊、浓厚，提示 HSIL 病理：CINⅢ

◇ 白环或白色腺体也提示化生上皮内潜在病变，根据腺开口周围醋白上皮的色调、直径、厚度等程度可分为 5 级（图 71a，b）。

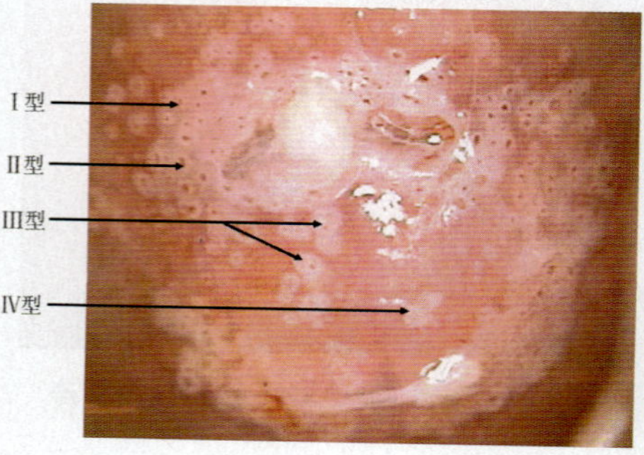

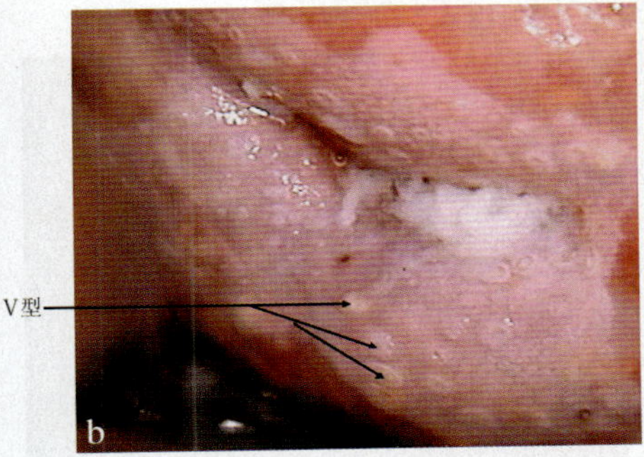

图 71　a. 白色腺开口及类别 b. 白色腺的开口及类别

◇ 醋酸的作用高峰为 2 分钟，至少等 1 分钟后观察。5 分钟消退，必要时再重复。

2）表面构型（surface configuration）:

◇ 化生上皮比原始鳞状上皮薄(图 72)。

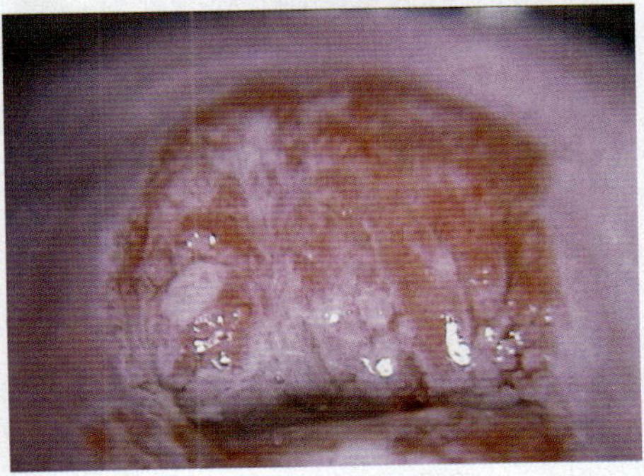

图 72　醋白上皮，亮白，淡薄，边界不清

病理：炎性、HPV Ⅰ 或 CIN Ⅰ

◇ HPV 感染者常形成乳突状或鞋钉状

突起（图 73）。

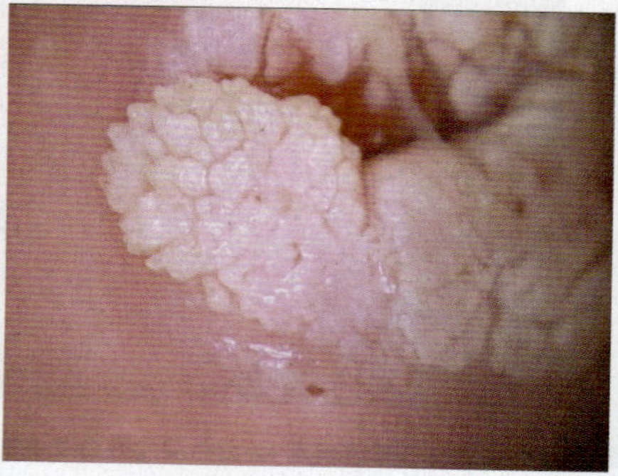

图 73　上皮亮白隆起
病理：乳头状增生、HPV Ⅰ

◇ 轻度异型上皮较为平坦（图 74）。

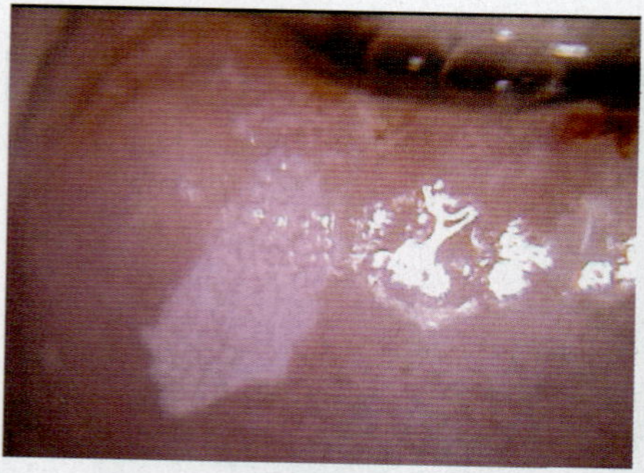

图 74　上皮亮白、菲薄光滑，提示 LSIL、HPV Ⅰ
病理：CIN Ⅰ、HPV Ⅰ

◇ 级别高的 CIN 或早期癌上皮，因上皮增生，上皮粘附力差，易脱落，而使表面不规则隆起、形成糜烂或溃疡基质裸露；可呈云雾状、脑回状、猪油状或结节状等（图75）。

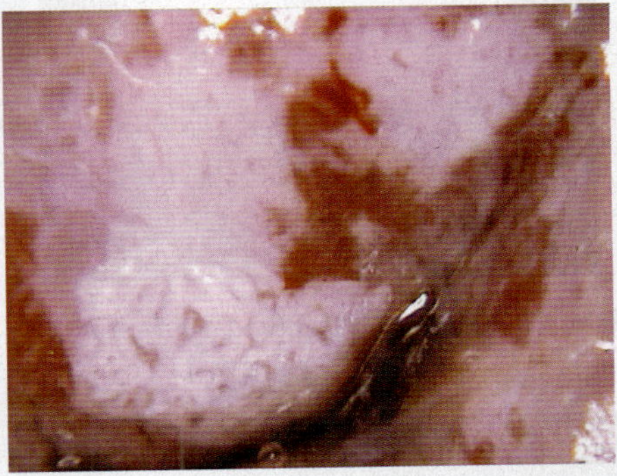

图 75　厚白、脑回状隆起，提示 HSIL
病理：CIN Ⅲ

3）边界（boundary 或 margin）：

◇ 各种上皮其生长均起源于基底层细胞，在向上生长的过程中形成不同层次，成团状布局，所以使阴道镜下的各种图像之间产生分界线。

◇ 低度病变上皮，边界常模糊不清，SP Ⅰ 呈卫星状、云雾状边界不清，而且多分布在转化区外（图 76）。

◇ 重度非典型增生上皮，边界非常清晰，在转化区内（图 77）。

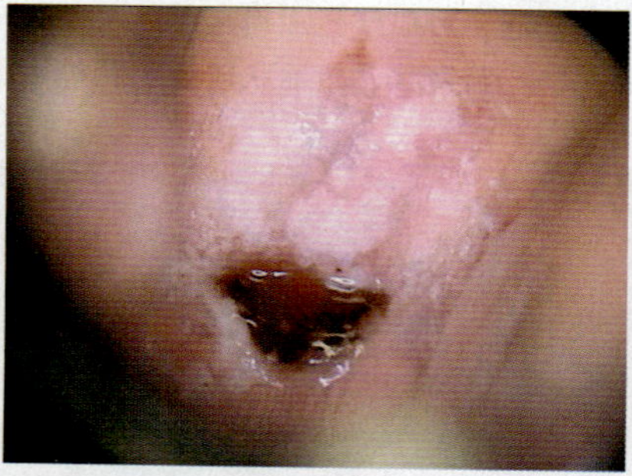

图 76　醋白上皮薄，卫星状分布，边界不清，提示 LSIL
病理：CIN Ⅰ、HPV Ⅰ

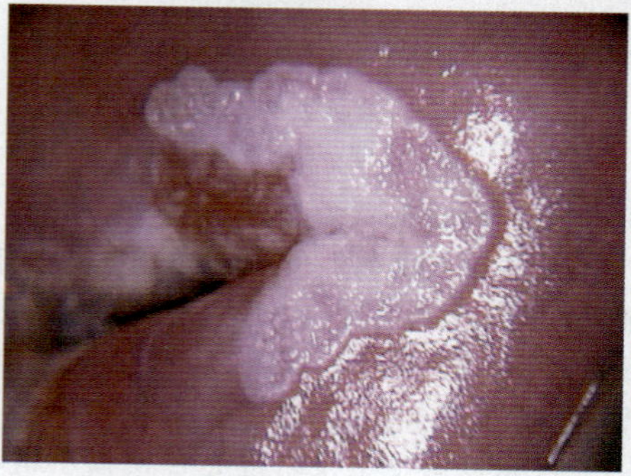

图 77　厚白上皮、隆起、边清，提示 HSIL
病理：CIN Ⅲ

4）血管（vascular pattern）：

◇ 血管变异的程度越大，上皮的非典型性越重。

◇ 细小均匀的点状和镶嵌状血管，特

别是位于转化区外者，多见于炎症或 HPV 亚临床感染（SP Ⅰ）或轻度非典型增生（图 78，79）。

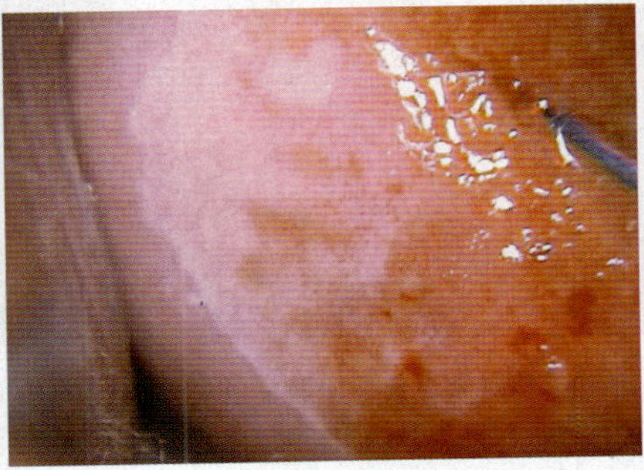

图 78 细点状血管，提示炎性或 LSIL
病理：慢性宫颈炎，伴轻度急性炎

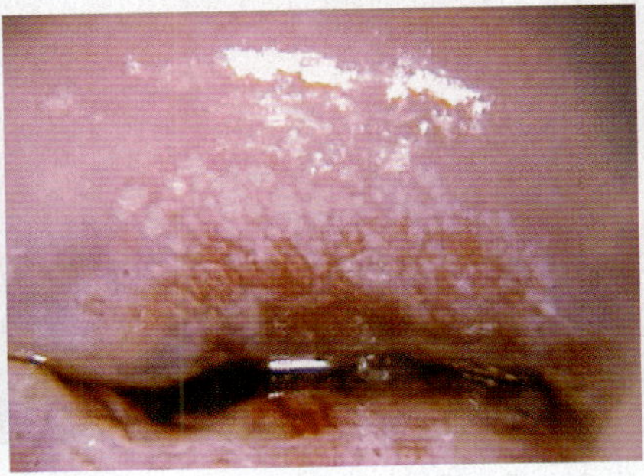

图 79 细镶嵌、均匀、平滑，提示 LSIL
病理：CIN Ⅰ

◇ 粗大的点状血管和镶嵌状血管常见于重度非典型增生及原位癌（图 80，81）。

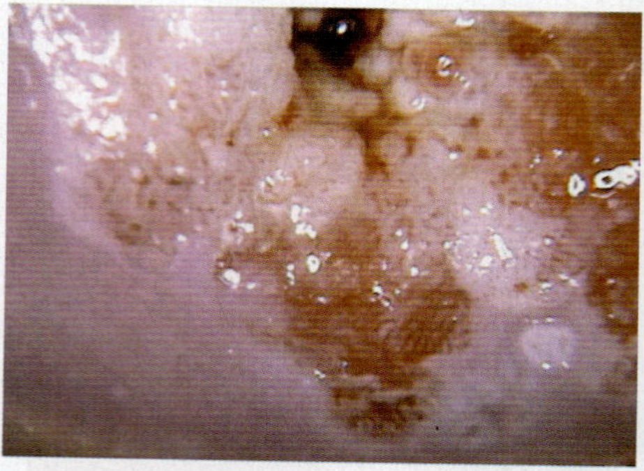

图 80　粗点状血管，伴厚白上皮，提示 HSIL
病理：宫颈鳞癌

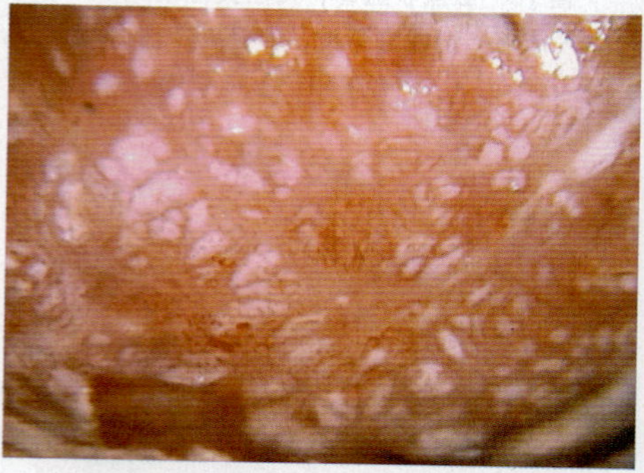

图 81　粗大镶嵌、不均、隆起，提示 HSIL
病理：CINⅢ、原位癌

◇ 异型血管出现在微浸癌或浸润癌中的比率分别为 44％和 84％（图 82）。

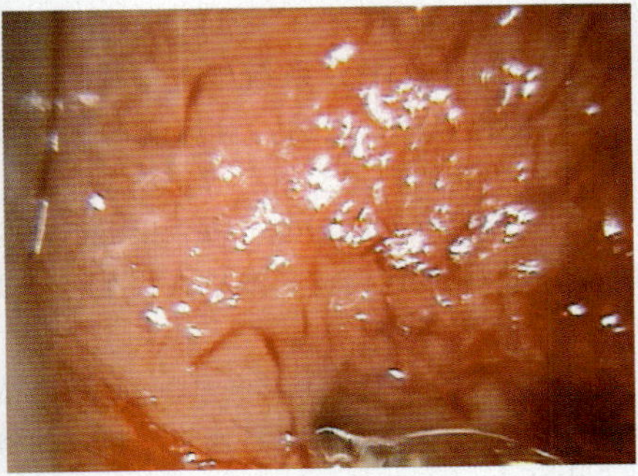

图 82　异型血管、粗大不规则伴出血，提示 HSIL

病理：原位癌

5）碘试验（Schiller test）：

◇ CIN 上皮碘不着色。

◇ 严重 CIN 上皮或癌上皮可呈芥末黄色（图 83）。

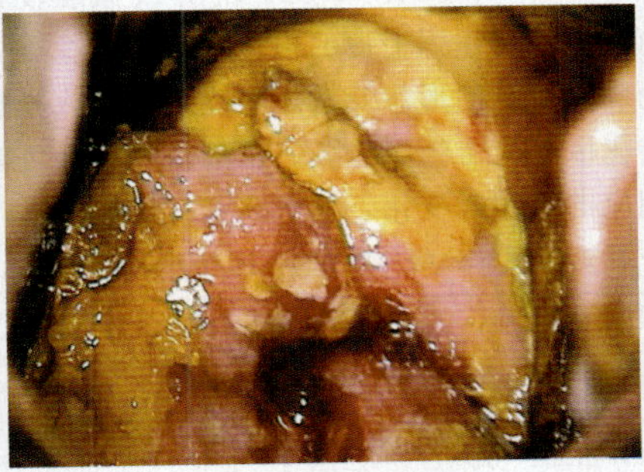

图 83　碘试验芥末黄，提示 HSIL

◇ 萎缩、炎性上皮呈浅褐色或着色不

均，可呈乌龟壳状。

3. 阴道镜图像评分系统

◇ 阴道镜检查之后，对病变的部位及性质应有明确的判定。

◇ 不严重的变化（minor changes）为淡薄的醋白上皮或白斑、细小点状血管、细小镶嵌、边界不清。

◇ 严重的变化（major changes）为浓厚的醋白上皮、粗大的点状血管、粗大的镶嵌、厚的白斑、异型血管、边界清楚、表面不规则或溃烂等图像。

◇ 单一的醋白上皮对诊断 SP Ⅰ有意义。

◇ 若醋白上皮、镶嵌、点状血管交叉与重叠存在，即所谓的“三联征”，常表示病变严重。

◇ Coppleson（1986）的分级标准较为简便实用，根据上皮的白色程度，图像边界轮廓，血管的形态及有无异型血管等，异常转化区分为Ⅰ级、Ⅱ级、Ⅲ级，并提示可能相应的组织学变化。如下表：

阴道镜图像分级与组织学（Coppleson 1986）

级别	颜色与色调	边界轮廓	血管结构	组织学
正常转化区	粉红透明	平坦光滑	无异型血管	正常
异常转化区Ⅰ级	雪白消失快 半透明	边界欠清 扁平羽毛状	细小均匀 无异型血管	HPV－CINⅠ
异常转化区Ⅱ级	混灰色 牡蛎灰	厚白隆起 边界清	粗点状/镶嵌 不规则	CINⅡ－Ⅲ
异常转化区Ⅲ级	灰白 牡蛎灰污浊 边界清	厚白边清 猪油脑回 间距大、乱	异型血管 螺旋、逗点	CINⅢ/早浸 浸润癌

◇ Reid（1990）将阴道镜图像的四种特征按其轻重特点给予评分，使评估量化，有报道可使阴道镜与病理学诊断更接近（>95%）。

Reid 阴道镜评分系统（RCI）

图像表现	0分	1分	2分
边界	呈湿疣样或微小乳头样，醋白上皮边界模糊，呈云雾状或羽毛状。有锯齿样、角状、卫星状、地图状病变，常分布于移行带外	病变区轮廓光滑，直而规整，边缘锐利	边缘呈卷曲状，病变区有上皮脱失，有混乱性病变
颜色	明亮的雪白或半透明、或模糊，醋白为一过性	明亮，白色程度较差，淡灰或间断白	污浊、呈牡蛎灰色，持久、稠密的灰白
血管	无异常血管、细点状或细镶嵌，管径细，间距狭窄均匀	醋白上皮表面未见血管，表面扩张，间距加宽	粗大点状血管或粗镶嵌，有异型血管
碘试验	阳性或赤棕色，当评分2/6时，而碘阴性，亦视为低度病变	部分碘着色，即呈芥末黄点状或乌龟壳样	斑芥末黄，当评分3/6时，碘阴性应视为高度病变

*0～2分＝HPV或CINⅠ　3～5分＝CINⅠ或CINⅡ
6～8分＝CINⅡ或CINⅢ

◇ CIN病例分析：

见图84～95。

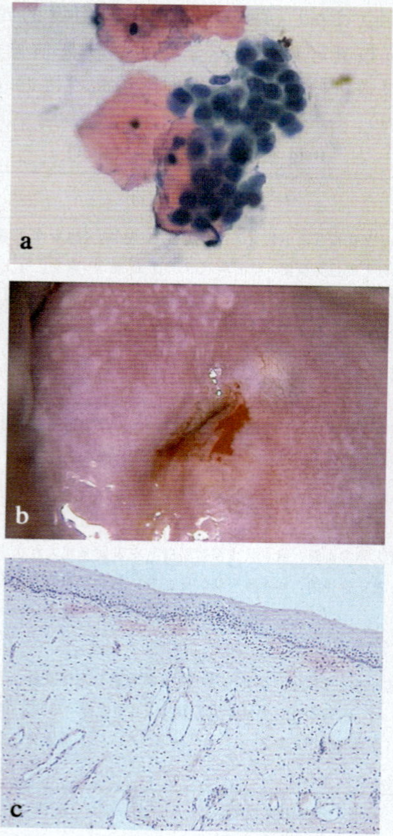

图 **84** 钟××

a. 细胞学：LSIL　b. 阴道镜：宫颈炎，SP Ⅰ
c. 病理：慢性宫颈炎，SP Ⅰ

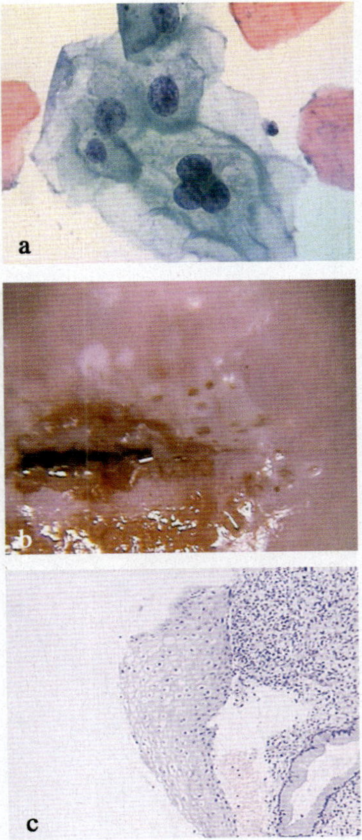

图 **85**　王××

a. 细胞学：LSIL　b. 阴道镜：宫颈炎，SP Ⅰ

c. 病理：慢性宫颈炎，CIN Ⅰ，HPV Ⅰ

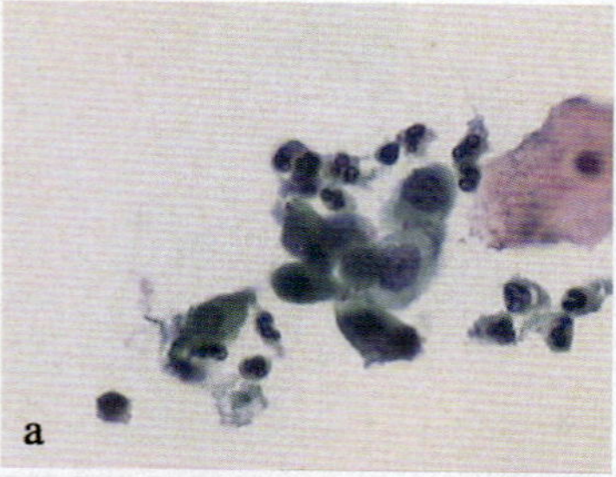

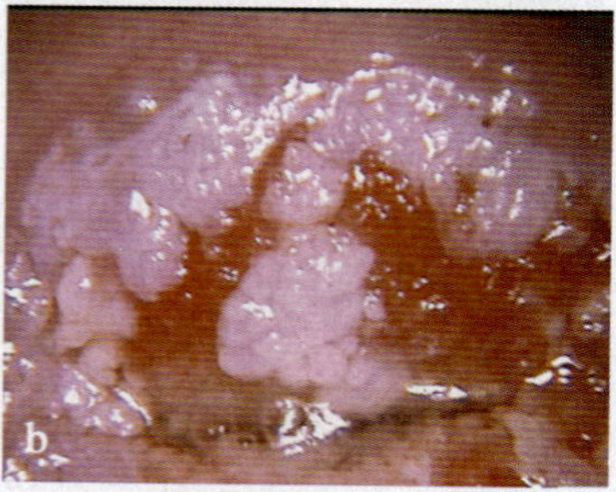

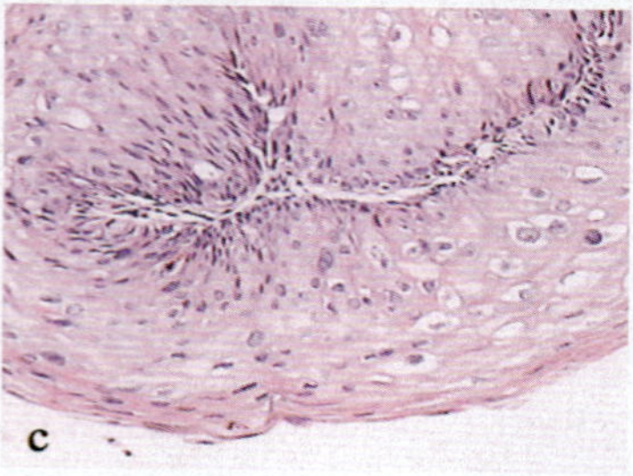

图 86　杨××

a. 细胞学：HSIL　b. 阴道镜：湿疣，CIN Ⅰ

c. 病理：尖锐湿疣局灶 CIN Ⅰ

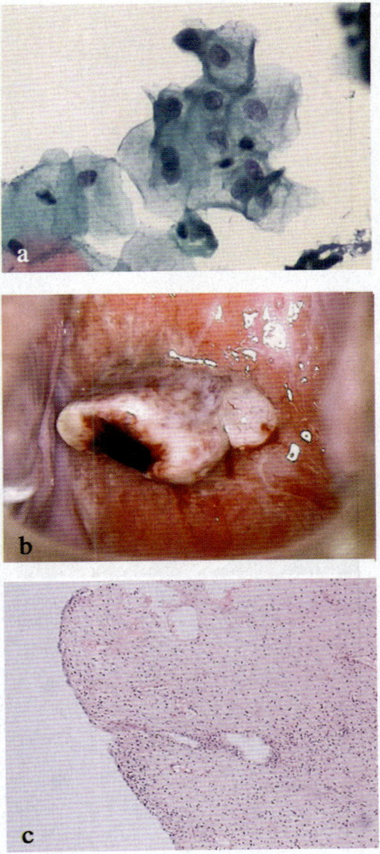

图 87　李××

a. 细胞学：LSIL　b. 阴道镜：宫颈炎，息肉

c. 病理：息肉，宫颈炎

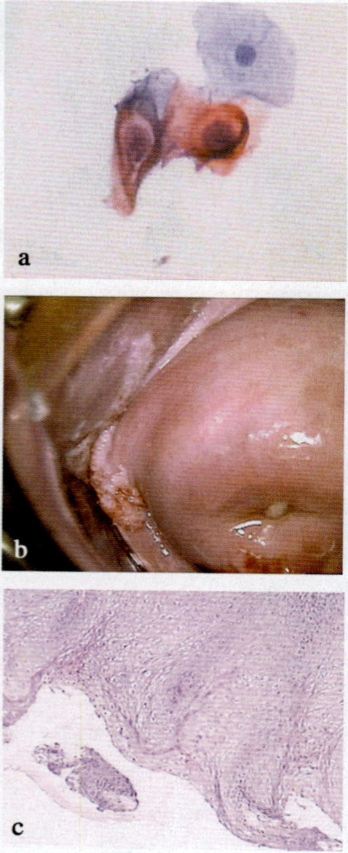

图 88　张××

a. 细胞学：LSIL，HPVⅠ　b. 阴道镜：尖锐湿疣

c. 病理：尖锐湿疣，CINⅠ，HPVⅠ

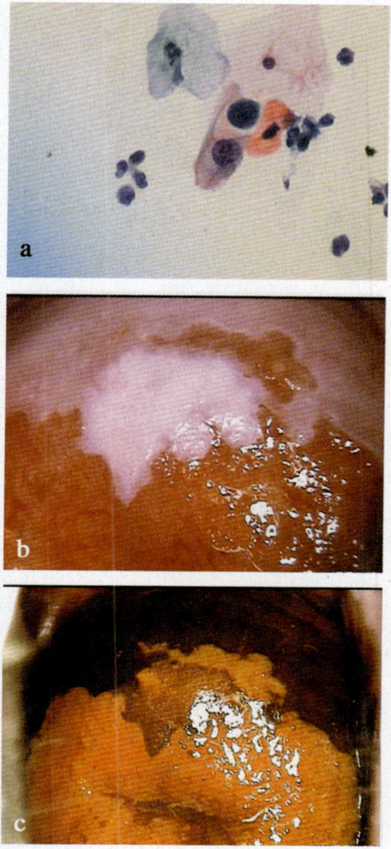

图 89　汪××

a. 细胞学：CIN Ⅰ－Ⅱ　b. 阴道镜：白斑，角化

c. 病理：CIN Ⅱ，HPV Ⅰ

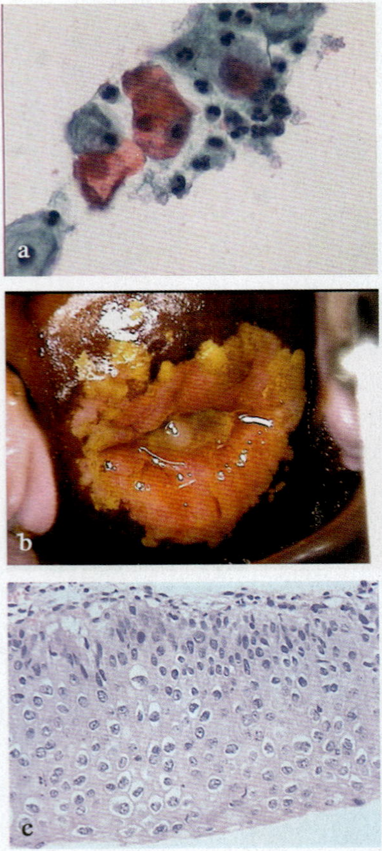

图 90　冉××

a. 细胞学：LSIL　b. 阴道镜：HSIL

c. 病理：CIN Ⅰ－Ⅱ，HPV Ⅰ

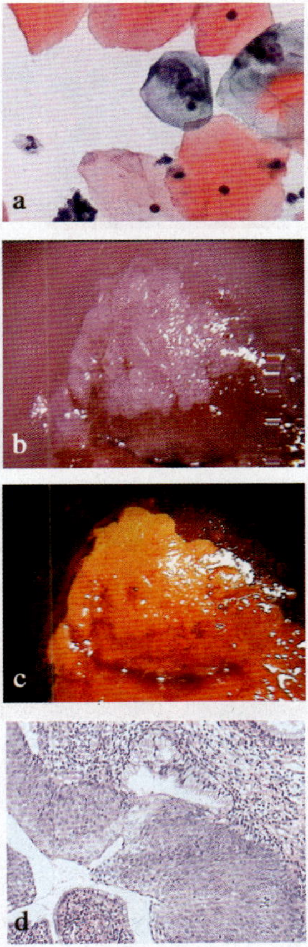

图 91　李××

a. 细胞学：LSIL　b，c. 阴道镜：HSIL，HPVI

d. 病理：CIN Ⅱ—Ⅲ，累腺，HPVI

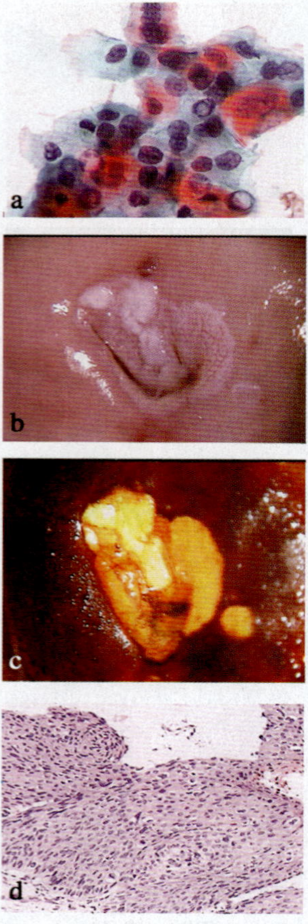

图 92　尹××

a. 细胞学：HSIL　b，c. 阴道镜：HSIL

d. 病理：CINⅢ

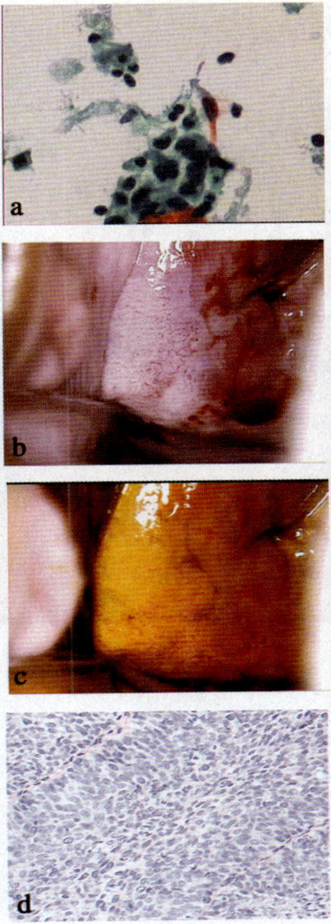

图 93　樊××

a. 细胞学：HSIL　b，c. 阴道镜：提示 HSIL

d. 病理：原位癌

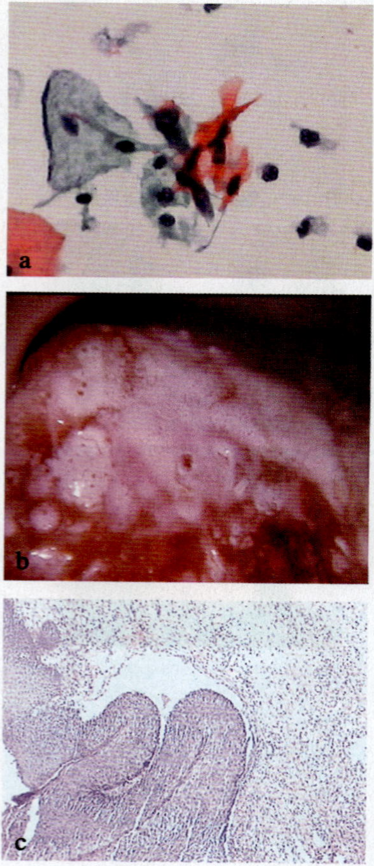

图 94　郭××

a. 细胞学：HSIL　b. 阴道镜：HSIL

c. 病理：早浸鳞癌

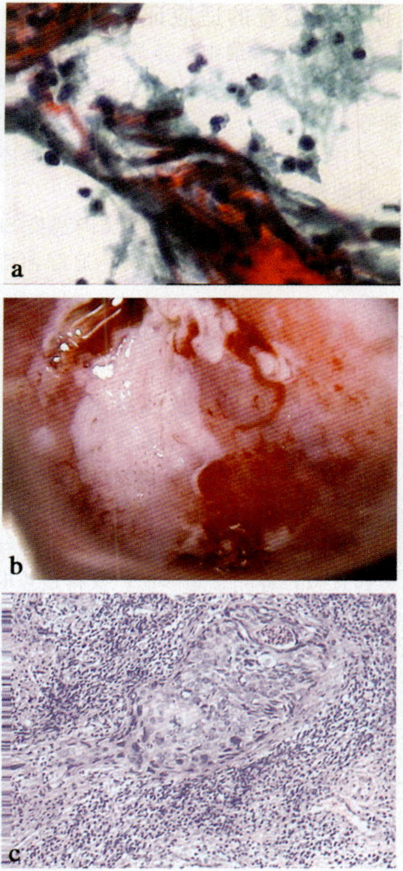

图 95　吴××

a. 细胞学：鳞状细胞癌　b. 阴道镜：宫颈癌

c. 病理：中分化鳞癌

4. 阴道镜检查的适应证：

◇ 宫颈涂片细胞学异常。

◇ 临床异常症状，如性交出血、异常白带等。

◇ 宫颈肉眼观或触诊异常，如形态异常、质地硬、触血等。

◇ 下生殖道湿疣和HPV亚临床感染(SPI)。

◇ 既往宫颈病变的随访、追踪治疗效果。

◇ 特定人群，如性侵犯、生殖道小瘘孔定位、科研等。

5. 阴道镜检查方法及注意事项

◇ 检查前至少24小时内不冲洗，不放药，不刮片，不性交，不作妇科检查等，以免损伤宫颈上皮，影响观察。

◇ 对预约做阴道镜检查的病人应给予解释和宣教，解除思想顾虑；安排检查时间最好在月经中期，此时宫颈管粘液清晰透亮，容易看清宫颈管。

◇ 检查前检查者应了解患者的病史及宫颈细胞学报告，注意有无滴虫及真菌检查结果。急性宫颈及阴道炎者，宜先作适当治疗。

◇ 准备好无菌器材检查台，包括生理盐水、3%～5%醋酸、Schiller溶液、福尔马林标本小瓶、止血粉等试剂药品、纱布、棉球、长镊子、活体钳、长棉签等物(图96)。

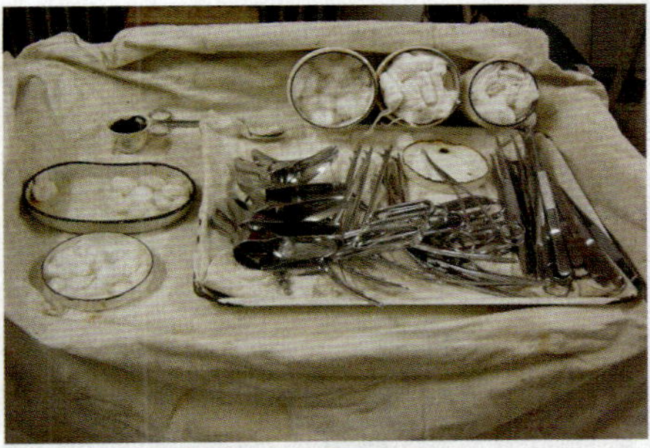

图 96　阴道镜检查器材台

◇ 持窥阴器充分暴露宫颈和阴道穹窿部（注意分泌物性质），用生理盐水棉球轻轻擦去分泌物及粘液，避免用力摩擦，以免引起出血。

◇ 肉眼观察宫颈的形态，大小，色泽，有无糜烂、白斑及赘生物等。

◇ 调节焦距，用低倍镜观察宫颈的颜色、血管及有无白斑。

◇ 用蘸有 3%～5%醋酸溶液的棉球浸湿宫颈表面，再次轻轻擦净粘液，等待至少 1 分钟后进行观察。此时颜色变化、表面形态和边界清晰度将更清楚。如检查时间超过 3～4 分钟后须重复涂醋酸。

◇ 观察要点：首先确定 SCJ 和 TZ，然后 360 度的依次观察避免遗漏。仔细观察①图像的区域性分布及边界；②颜色和色调；③表面构型；④血管结构。如鳞柱交界上移或转化区上界在颈管内，可用颈管窥器、镊子或棉棒尽量扩开颈管观察（图 97）。对绝经后妇女必要时可补充雌激素后再复查。

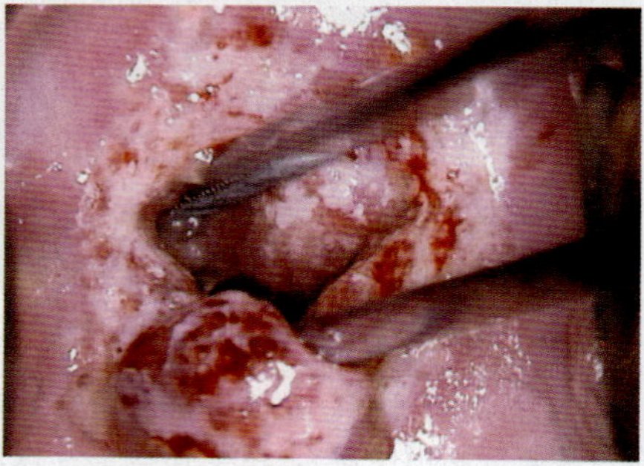

图 97　观察宫颈管

◇ 必要时用绿色滤镜检查，对血管的改变可获得清晰图像。

◇ 碘试验：涂 5% 卢戈复方碘液后，再观察不着色区域的分布及是否有芥末黄等。对一些良性疾病的识别及转化区外的病变边界的划定有重要的作用。

◇ 通常应结合多方面的特征进行诊断，评估瘤变部位、大小、程度。

◇ 在图像异常或可疑部位多点取活检，送病理。活检钳要咬合口大且锋利，活检部位要准确，深度要够。注意活检部位的止血，一般用尾纱压迫即可，嘱病人 8～12 小时取出。

◇ 仔细填写病理单中病人资料、细胞学

及阴道镜诊断，活检部位要标记明确(图 98)。

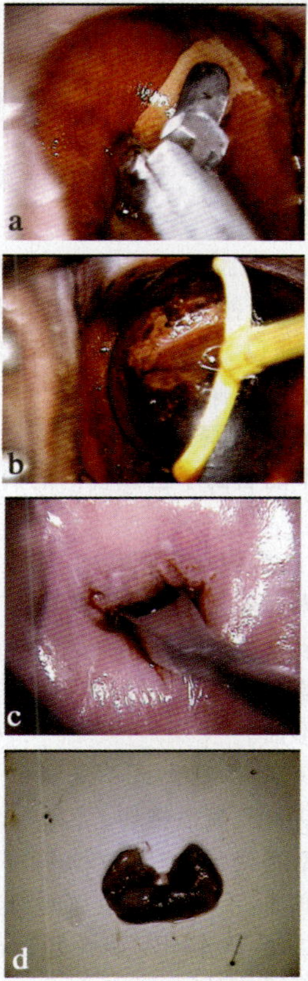

图 98　活检提供可靠标本

a. 点状活检　b. 环切活检　c. 刮颈管

d. 宫颈环切，开口在 12 点

◇ 若阴道镜检查不满意，而细胞学报告≥LSIL，或≥AGS时应作颈管搔刮术，必要时行LEEP或宫颈锥切，以明确诊断。若图像提示HSIL，也可给予LEEP实施"see and treat"方案（图98）。

◇ 对病人宣教、随访病理结果、提出进一步处理意见等。

◇ 做好详细记录，包括基本情况、细胞学结果、阴道镜各图像的部位及特点、阴道镜拟诊、活检部位、病理结果、治疗及预后等。保存有价值的图像以对照研究。

6. 阴道镜诊断的局限性

1）阴道镜不能看到子宫颈管内的病变及间质有无浸润。

◇ 绝经后妇女宫颈萎缩，鳞柱上皮交界缩到颈管内面看不清，除需要用颈管扩张器尽量观察颈管外，需作进一步检查诊断，如子宫颈管内膜刮除术或锥切等，可提高诊断浸润癌的敏感性。

◇ 对病灶范围大或不满意的阴道镜检查应增加活检点数或锥切。因为组织学很少或无非典型病变，阴道镜下活检可能漏诊少数早期浸润癌，不少学者建议对细胞学高度病变者，建议直接LEEP以免漏诊，同时缩短诊断与诊疗间的时间。

2）对阴道镜图像的解释带有一定的主观性，以致影响活检部位的选择和对病人的诊治。

◇ 观察者是在醋酸或复方碘溶液作用

下、在有限的时间内观察子宫颈上皮的形态变化；而且这种上皮的形态变化与化学溶液的浓度、作用时间、涂抹的方法甚至溶液的挥发程度等因素有关，这些都对检查结果带来不同程度的影响。

◇ 检查设备的清晰度、聚焦速度、易操作性等显得非常重要。

◇ 阴道镜医师应尊重细胞学和病理学，同时应重视患者的病史、年龄、是否绝经等资料。

3) 需有一定专业训练的操作医师及阴道镜设备，不能用于门诊常规检查及大规模普查。

◇ 阴道镜医师应进行细胞病理学和组织病理学知识的培训，并与该方面人员保持不断的交流与沟通。

◇ 阴道镜医师应具有妇科专业知识及丰富的诊断经验，能够给病理科医生提供可靠的标本，这需要选择活检部位准确，取材够大够深，必要时多点取材和颈管诊刮或LEEP或锥切。

◇ 重视追踪病理结果和病人的预后，不断总结经验，定期会诊，以提高阴道镜诊断技能。

7. CIN和CC的三阶梯诊断：

第一步：宫颈细胞学——作为初筛；

第二步：阴道镜检查——进一步诊断；

第三步：组织病理学检查——作为诊断

的金标准。

1）2001 Bethesda 系统临床处理指南

2001 年 9 月，美国阴道镜和宫颈病理学会（ASCCP）制定了组织学诊断 CIN 的 2001 临床处理指南。目前被多国应用，归纳为以下流程。

2001 Bethesda 系统临床处理指南（流程图 1）

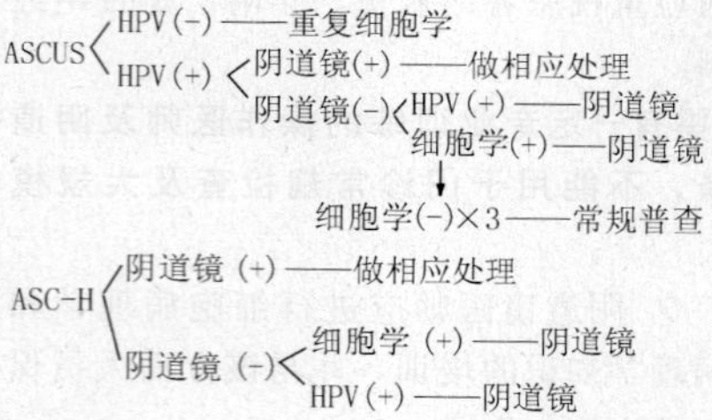

2001 Bethesda 系统临床处理指南（流程图 2）

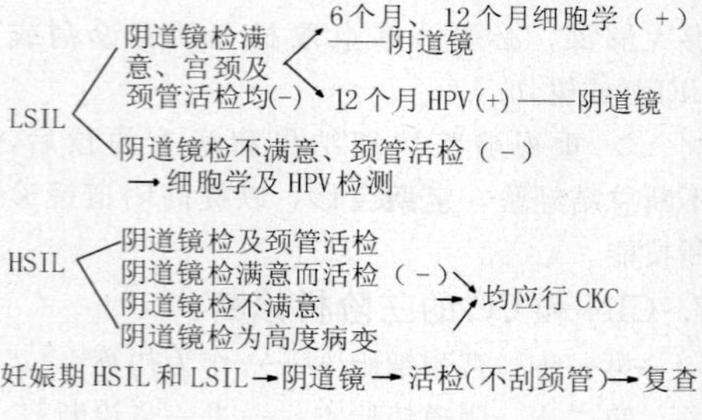

2001 Bethesda 系统临床处理指南（流程图 3）

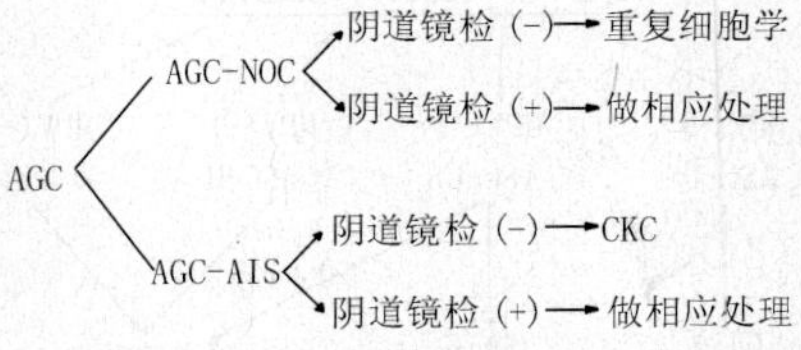

*宫颈+颈管活检，必要时宫内膜活检

2）中国对 CIN 和 CC 的筛查方案

（中国卫生部癌症基金会及妇产科专家 2003 年 8 月通过）

CIN 和 CC 筛查方案（最佳筛查方案流程图）

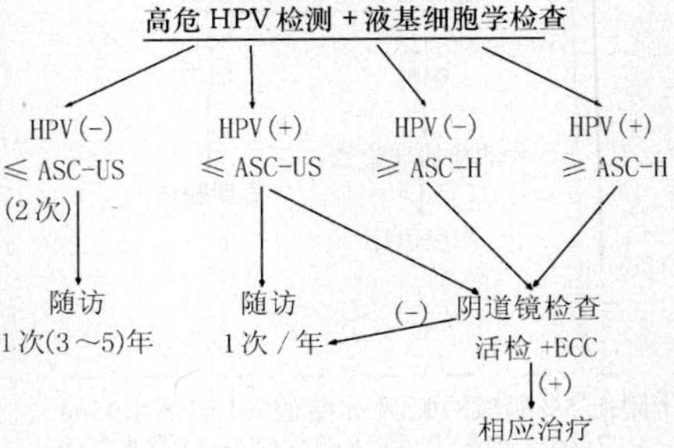

CIN 和 CC 筛查方案（一般筛查方案流程图）

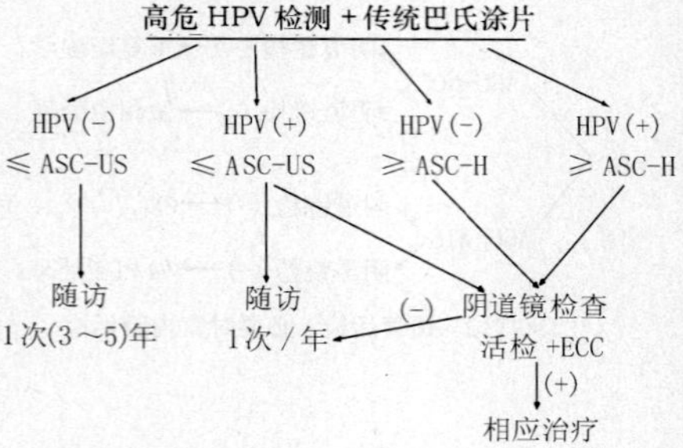

CIN 和 CC 筛查方案（初级筛查方案流程图）

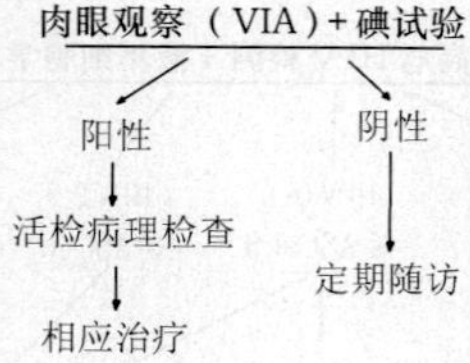

附:1. 5%醋酸的配制,冰醋酸5ml,蒸馏水95ml.
2. 碘试剂配方:碘2g,碘化钾4g,蒸馏水200ml.

四、CIN的治疗

（一）CIN的转归及治疗原则

◇ CIN是一组不稳定的癌前病变，有双相发展的趋向，其比率各家报道不一。

◇ 一项4504例CIN Ⅰ的观察表明，57%自然消退，11%进展为CIN Ⅱ和CIN Ⅲ，仅0.3%发展为浸润癌。目前无确切方法确认哪些CIN Ⅰ可以自然消退、持续不变或进展。

◇ 又有统计，CIN Ⅱ有43%可自然消退，35%持续存在，22%进展为原位癌或浸润癌。CIN Ⅲ有32%可自然消退，56%持续存在，14%疾病进展。

◇ 归纳另一些报道CIN的转归如下：

CIN类别	逆转	持续	进展	转癌	时间
CIN Ⅰ	36.3%～62%	22%	16%～40.6%	6%～15%	6～10年
CIN Ⅱ	11.7%～54%	16%	30%～60.6%	13%～30%	3年
CIN Ⅲ				29%～45%	1年

◇ 治疗原则：首先明确病变程度和范围（通过细胞学、阴道镜、病理），治疗原则是破坏或切除移行带。

CIN Ⅰ：因为不稳定、大多数可自然转阴，极少数癌变者通常出现在失访病例中，所以可选择临床随访或进行物理治疗。

CIN Ⅱ：十分不稳定，应选择物理治疗

或电环切。

CIN Ⅲ：电刀环切适用于重度非典增生；原位癌建议冷刀锥切或全子宫切除。

（二）治疗方法简介

◇ 冷冻：将冷冻头置于移行带，组织被冷冻至－70℃～－196℃，组织破坏 2～5mm，治愈率 62%。治疗成功的三个条件：①冰冻深度至少 5mm；②全部移行带均被冷冻；③病变未累及颈管。缺点：治疗范围不确切、不能病理检查。

◇ 激光：小功率（1～10）W/cm^2，大功率（50～70）W/cm^2，切割最大功率 $104W/cm^2$，激光束将光能变为热能，汽化移行带，组织破坏深度 1～2mm 。治愈率 70%～80%，重复 1～2 次治愈达 100%。缺点：治疗范围不确切、不能病理检查。

◇ 微波：高频电磁波聚焦辐射，电极接触组织，体内水分正负极位置随微波按 2450×10^6 的频率高速变化，产生高热，破坏凝固移行带，深度 2～5mm，宫口内 5mm，超过病变 1～2mm；糜烂治愈率 92%，CIN 治愈率 70%～80%。缺点：治疗范围不确切、不能病理检查。

◇ 宫颈锥切：切除移行带外 3～5mm，深 15～20mm，切除组织进一步病理检查，并观察切缘是否切净。常用锥切的方法有以下几种：

冷刀宫颈锥切（cold knife conization，

CKC)：用于治疗 CINⅢ或宫颈原位癌，锥形的底面和高度可达理想程度，不损伤切缘，不影响病理。但需要住院、手术时间长、出血较多、费用较昂贵。

激光锥切：由于热能损伤组织 30%～50%，影响病理诊断，国内很少使用。

电环切除术（loop electrosurgical excision procedure，LEEP）：详见后。

宫颈转移带大环切除术（large loop excision of the transformation zone conization，LLETZ）。

◇ 子宫切除：适于高级别 CIN 及无随访条件者，低级别的 CIN 子宫切除是过分的治疗，除非合并其他妇科手术指征，一般在锥切后 4～8 周进行。

（三）LEEP 的应用

1981 年法国首先开始，90 年代广泛应用。配有各种电极：圆形电极切除移行带，方形或三角形电极切除颈管组织，圆形为止血电极（图 99）。

1. LEEP 的优点

◇ 电极尖端产生 3.8MHz 的超高频微电波，明显高于传统电刀输出的频率（0.3～1.0MHz），对组织的热损伤极其微小，无明显碳化，不影响病理检查。

◇ 由于电切圈的精细，手术创面及效果也非常精细，很少留下疤痕。

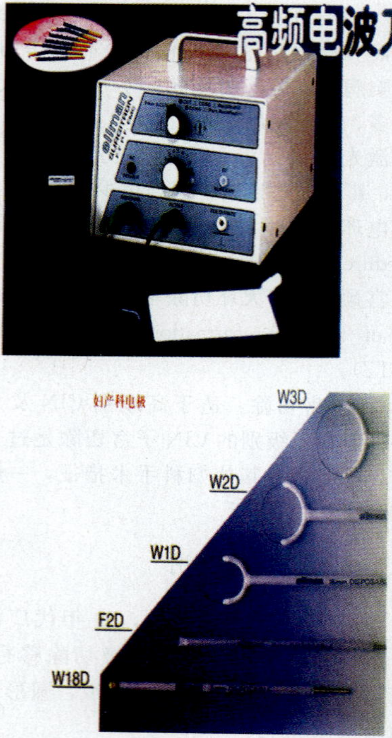

图 99　高频电波刀治疗仪和各种形状的电极

◇ 手术时间短，疼痛轻，出血和感染机会少。

◇ 手术简单、无须住院、花费少。

◇ 轻巧方便、利于携带。

2. LEEP 应用指征

◇ 宫颈上皮内瘤变Ⅱ、Ⅲ级的治疗。

◇ 怀疑早浸癌或原位癌，为明确诊断、确定下一步处理。

◇ 持续 CIN Ⅰ或 CIN Ⅰ随访不便者。

◇ 宫颈不典型鳞状细胞（ASCUS）或有症状的宫颈外翻。

◇ 其他：腹腔镜、开腹手术、组织活检、湿疣、整形美容等。

3. LEEP 治疗步骤及注意事项

◇ 术前了解宫颈细胞学、阴道镜所见及宫颈活检病理报告。

◇ 没有手术禁忌证，于月经刚干净后实施。向病人交代病情，使其知情同意。

◇ 消毒外阴、阴道、宫颈及宫颈管，铺无菌巾。

◇ 可以不麻醉。可选宫颈旁 1%的卡因神经阻滞或颈管浸润麻醉；如行 LLETZ 可选静脉麻醉。

◇ 窥器暴露宫颈，希勒液涂整个宫颈，明确病变范围。

◇ 调节高频电波治疗仪于电切和电凝档，选择适当功率；根据宫颈大小形状、病变范围及程度，选合适大小的环形电极。

◇ 在碘液不着色外 0.3～0.5mm，环行切割，宫颈内口深切，必要时用方形电极补切宫颈管。一般锥形底面 2.5～3cm 直径，锥高 2～2.5cm。

◇ 注意避免损伤膀胱下缘和阴道侧壁，必要时阴道穹窿放置棉球以保护。

◇ 调换电凝档，用圆球形电极电凝止血，多数情况下电凝成功。必要时用可吸收线缝合止血。（图 100）

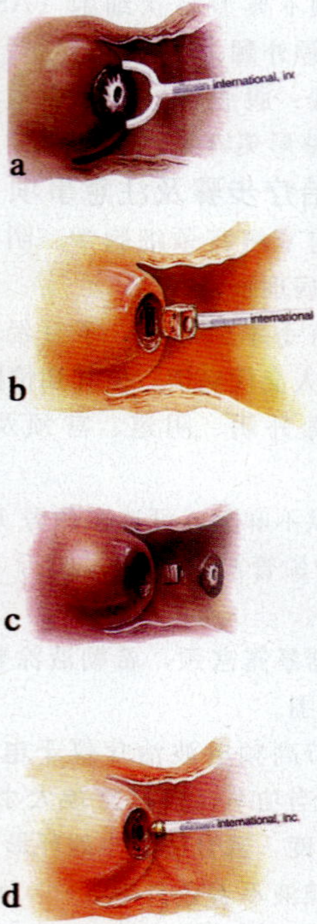

图 100　LEEP 示意图

a. 环切　b. 方型切颈管　c. a 和 b 合起来呈锥型
d. 电凝止血

◇ 用带线绳的纱布填塞局部，24 小时后取出。必要时先于宫颈创面喷放云南白药或立止血。

◇ 术后可给予预防感染药物。

◇ 高度 CIN 治疗方法的比较如下表：

	LEEP	CKC
时间	5 分	15 分
出血	8%	14%～22%
恢复	2 周	3 周
颈管狭窄	4%	17%
失败/复发	5%～25%	2%～30%

（四）CIN 治疗后的随访

◇ CIN 患者治疗后仍属高危人群，应密切随访。英国一项大样本研究表明，治疗后的 CIN 病例，宫颈浸润癌的累计发生率为 5.8/1000，而同期人群宫颈癌发病率为 8/100000。

◇ 术后 3 个月第一次复查涂片（此时多数宫颈完全愈合，见图 101），6 个月后第二次复查，12 个月后第三次复查，此时，最好同时进行高危型 HPV DNA 检测。以后每年一次，至少 10 年。凡细胞学异常或高危型 HPV DNA 阳性即行阴道镜检查。

◇ 宫颈锥切后病理学边缘状态是复发或持续性 CIN 的一个危险因素，但又不是独立的因素。LEEP 后复发与边缘阳性、病变严重等有关。有报道LEEP边缘阳性中约40%

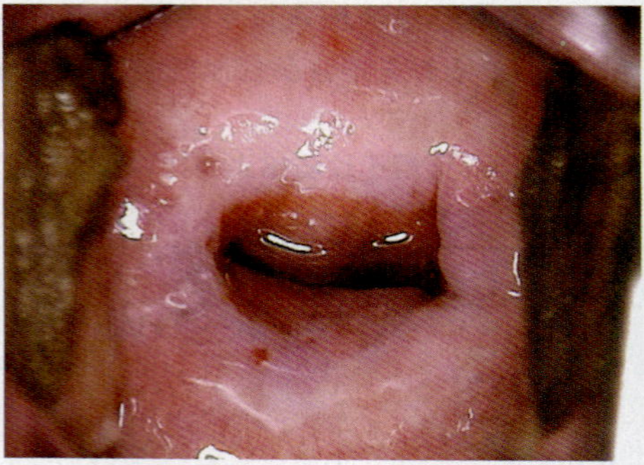

图 101　治疗 3 个月后创面愈合

在随访中无 CIN。381 例 CKC 的患者，边缘阳性者的复发率或病变持续率为 16%，而边缘阴性者为 4%。

◇ 有人随访了 635 例 CIN，LLEZS 边缘阴性的结局，一年后复发率 4.9%。复发高危因素为：>40 岁、累及腺体、病变弥散等，见下表：

因素	OR	P
年龄>40	6.7	<.001
累及腺体	4.9	<.001
病变弥散	1.9	<.001
吸烟	1.4	NS
既往病史	1.4	NS

◇ CIN 治疗后对妊娠的影响：

* Luigi 追踪 64 例激光治疗 CIN 后妊

娠：早产、分娩方式与对照无差别；激光组剖宫产占 9/64 剖，对照组为 16/64；若激光＞10mm 深者，则早产增加。

＊Jones 总结 600 例 CKC 治疗 CIN 后 39 例妊娠：早产、低出生体重、产程延长发生率增加，其中 5 例宫口狭窄，1 例子宫破裂。

＊北美 Ferenczy 追踪 574 例 LEEP 治疗 CIN 后 3 年、53 例妊娠：电切深度 15mm、直径 25mm 对妊娠结局无影响。

＊Cruickshank 随访 1000 例 LLETZ 治疗 CIN 后 54 个月、178 例妊娠：妊娠率、出生体重、早产及分娩方式等无改变。

五、妊娠合并 CIN 的管理

（一）发生率

◇ 宫颈细胞学异常的孕妇逐渐增加，约 0.93％～5％。

◇ 妊娠合并 CIN 发生率与非孕期相似，高达 0.13％，其中 86％为 LSIL，14％为 HSIL。

◇ 北大医院 2002 年检出妊娠合并 CIN 为 0.14％（4/2828 分娩），2003 年为 0.86％（16/1871），2004 年为 0.58％（17/2943），LSIL/HSIL 为 61％（14/23 例）。

◇ 妊娠合并宫颈癌的发生率约为

0.016%～0.106%。

（二）妊娠期宫颈细胞学筛查的必要性

◇ 宫颈癌是妊娠期最常见、唯一能常规筛查诊断的癌症。

◇ 美国 CDC 多次提出应在首次产前检查时行宫颈细胞学检查。

◇ Williams Obstetrics 多个版本提出首次产前检查常规行宫颈细胞学检查。

◇ 妊娠期早期发现宫颈病变，利于加强孕产期保健、适时合理治疗。

（三）妊娠期 CIN 诊断的必要性、可靠性

1. 宫颈细胞学检查方便、安全、可靠

◇ Pap smear 对筛查妊娠期宫颈病变是安全、可靠、可重复性的诊断方法。

◇ 妊娠期宫颈细胞学与病理诊断在一级之内的准确率与非孕期相同。

◇ 涂片通常不会诱发大出血，更不会诱发流产。

2. 阴道镜诊断的可靠性

◇ 多数研究：妊娠对宫颈原有的病变并无直接作用，因充血及间质蜕膜变可能使宫颈图像更夸张，如果熟悉孕期的正常图像，分辨异常图像的可靠程度与非孕期并无明显差别。

◇ 阴道镜对 LSIL 的诊断可能不太确切，但是对 HSIL 的诊断是可靠的，与病理诊断的符合率为 86%。

3. 妊娠期宫颈活检的安全性

◇ David K 报道：阴道镜指导下的活检可在任何孕周时进行，但妊娠期禁止颈管搔刮活检。

◇ Sorosky J 及 Joseph T 等认为：孕期宫颈 biopsy 并不增加局部严重出血或早产等并发症。

◇ Baldauf J 报道：孕期宫颈活检造成出血的危险是低的（0.6%～5%），依据活检病理使妊娠期 CIN 得以保守处理。

◇ 电子阴道镜对图像可储存和系统评价，可使多数妊娠合并 CIN 者随访时避免活检。

（四）妊娠期 CIN 的转归及处理

◇ 多数人认为妊娠对 CIN 病变的进展及预后影响不大，但晚期癌症者，病情可迅速发展。

◇ 有报道：65%～74.1% 的 CIN Ⅰ、20%～70% 的 CIN Ⅲ 及 53.8% 的 CIS 于产后自行缓解。

◇ 又有报道：CIS 的 78.4%、CIN Ⅰ－Ⅲ 的 66% 病变稳定；但 7% CIN Ⅱ 在产后转为 CIN Ⅲ，6.6% 由 CIN 进展至 CIS。

◇ LSIL：孕期每 10 周复查，产后 8 周复查细胞学、阴道镜。

HSIL、CINⅢ、CIS：治疗个体化，取决于孕周、病变位置及范围，多数可到产后再治疗

鳞癌Ⅰa期：可将治疗延至胎儿成熟后，但对Ⅰb期的处理尚有争议。

◇ CIN的稳定状态与分娩方式无关：分娩方式的选择取决于产科指征，原位癌阴道分娩后病变稳定率仍为88%。有人观察：阴道分娩组、产程中剖宫产组及选择性剖宫产三组中，产前、产后CIN病变缓解率，无统计学差异。

◇ 妊娠期宫颈癌的病人分娩方式应选择剖宫产，阴道分娩可能增加癌细胞扩散几率。

（五）产后随访

◇ 产后2个月孕期宫颈变化恢复正常后，应行细胞学、阴道镜及活检复查，根据病变范围及程度进行规范治疗。

◇ 多数学者认为：即使产后复查或治疗后恢复正常，仍是高危人群，应严密随访至少五年。

◇ 妊娠合并CIN病例，见图102～105。

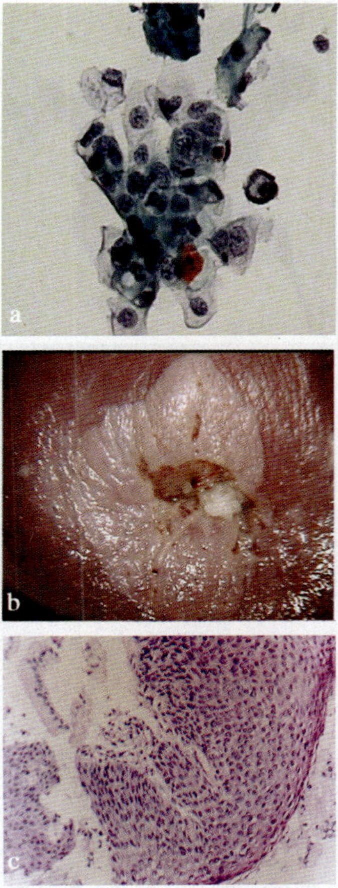

图 102　李××，39 岁，孕 20 周

a. TCT：HSIL　b. 阴道镜：HSIL　c. 病理：CINⅢ

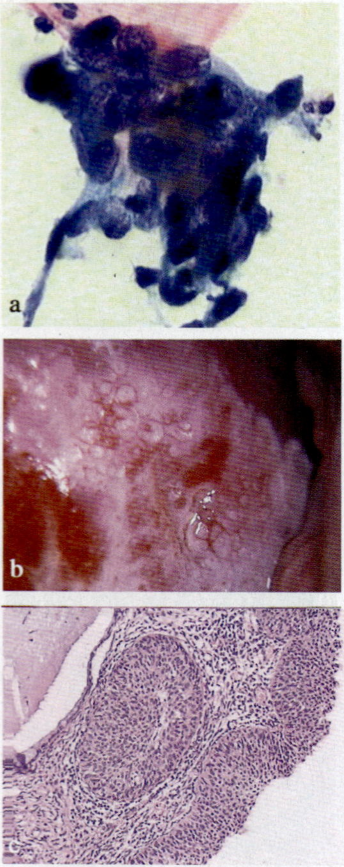

图 103　杨××，31 岁，孕 16 周

a. TCT：CINⅢ，不除外 SCC　b. 阴道镜：HSIL
c. 病理：CIS

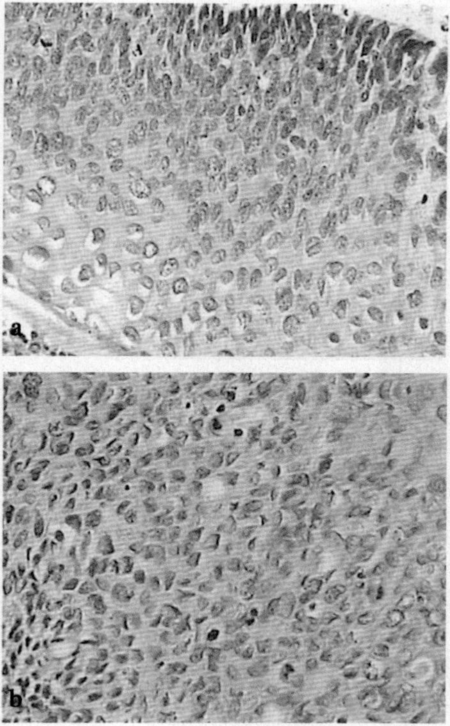

图 104　韩××,39 岁,孕 13 周

a. 产前病理：CIS　b. 产后病理：CIS

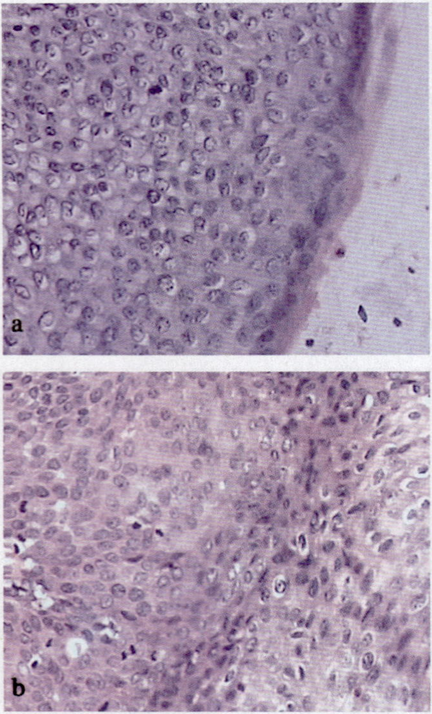

图 105　李××，32 岁，孕 5 周

a. 产前病理：CINⅢ　b. 产后病理：CINⅢ

ISBN 978-7-81071-803-5
9 787810 718035 >